Mengden

Bluthochdruck senken
durch Yoga-Atmung

Liebe Leserin, lieber Leser,

wenn es um die eigene Gesundheit geht, darf man nichts dem Zufall überlassen. „Für eine bessere Medizin und mehr Gesundheit im Leben“: So lautet das Qualitätsversprechen der Marke Thieme. Ärztlich Tätige, Pflegekräfte, Physiotherapeuten oder Hebammen – sie alle verlassen sich darauf, dass sie von Thieme, dem führenden Anbieter von medizinischen Fachinformationen und Services, die entscheidenden Informationen zur richtigen Zeit am richtigen Ort bekommen. So können sie die Menschen, die sich ihnen anvertrauen, bestmöglich unterstützen. Auch Sie können sich auf die TRIAS Ratgeber mit dem Thieme Qualitätssiegel verlassen! Diese Informationsangebote helfen Ihnen dabei, die richtigen Entscheidungen zu treffen, wenn es um Ihre Gesundheit geht, selbst daran mitzuwirken, gesund zu werden, sich gesund zu erhalten oder das Fortschreiten einer Erkrankung zu vermeiden. Mit einem TRIAS Titel aus dem Hause Thieme überlassen Sie Ihre Gesundheit nicht dem Zufall!

Ihr TRIAS Team

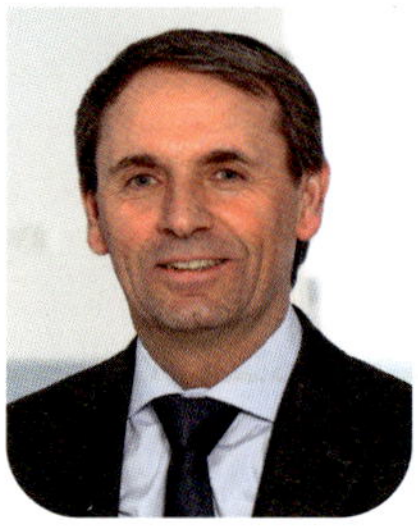

Prof. Dr. med. Thomas Mengden ist 1961 in Bonn geboren und aufgewachsen. Nach seinem Medizinstudium an der Rheinischen Friedrich-Wilhelms-Universität Bonn verbrachte er einen 3-jährigen Forschungsaufenthalt im Bereich Hochdruckforschung an dem Universitätsspital Zürich.
Die Hochdruckforschung begleitet ihn auf seinen weiteren Stationen an den Universitätskliniken Düsseldorf und Bonn bis heute. Als Kardiologe und Angiologe betreut er seit 2009 kardiologische Rehabilitationspatient*innen an der Kerckhoff-Klinik Bad Nauheim. Als klinischer Hochdruckspezialist nimmt er sich im Exzellenz-Zentrum Hypertonie der Kerckhoff-Klinik Hochdruckpatient*innen mit schwer einstellbarem Bluthochdruck und deren Folgeschäden an. Prof. Mengden predigt nicht nur einen gesunden Lebensstil, sondern hält sich auch selbst mit Joggen, Wandern und Mountainbiken fit. Zur Entspannung und als meditative Kurzpause setzt er gerne die Yoga-Atmung ein.

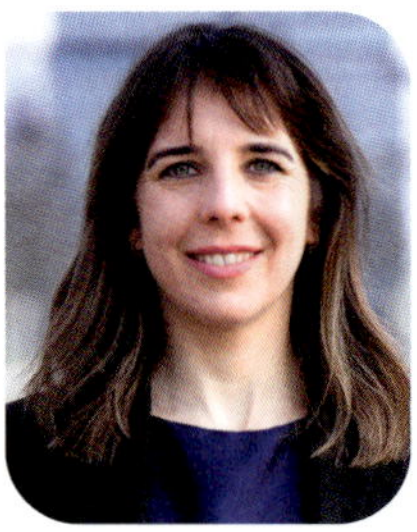

Ines Mikisek ist 1984 bei Karlsruhe geboren und aufgewachsen. Sie tanzte von früh auf (Ballett, Jazz, Modern und Standardtanz) und wechselte später aufgrund einer Verletzung zum Yoga, was sie auch zu ihrem Beruf machte. Daneben absolvierte sie den Master in Wirtschaftspsychologie sowie verschiedene Coaching-Ausbildungen. »Heute sind die Facetten der Yogaphilosophie ein integraler Bestandteil meiner Coaching-Arbeit – Führungskräfte auf allen Ebenen profitieren davon.« Dazu hat sie bereits ein Buch verfasst: »Evidence Based Management – Gesundheitsförderliche Führung«.

Prof. Dr. med. Thomas Mengden

Bluthochdruck senken durch Yoga-Atmung

Hypertonie: Stress als Ursache erkennen und aktiv ausschalten

unter Mitarbeit von Ines Mikisek

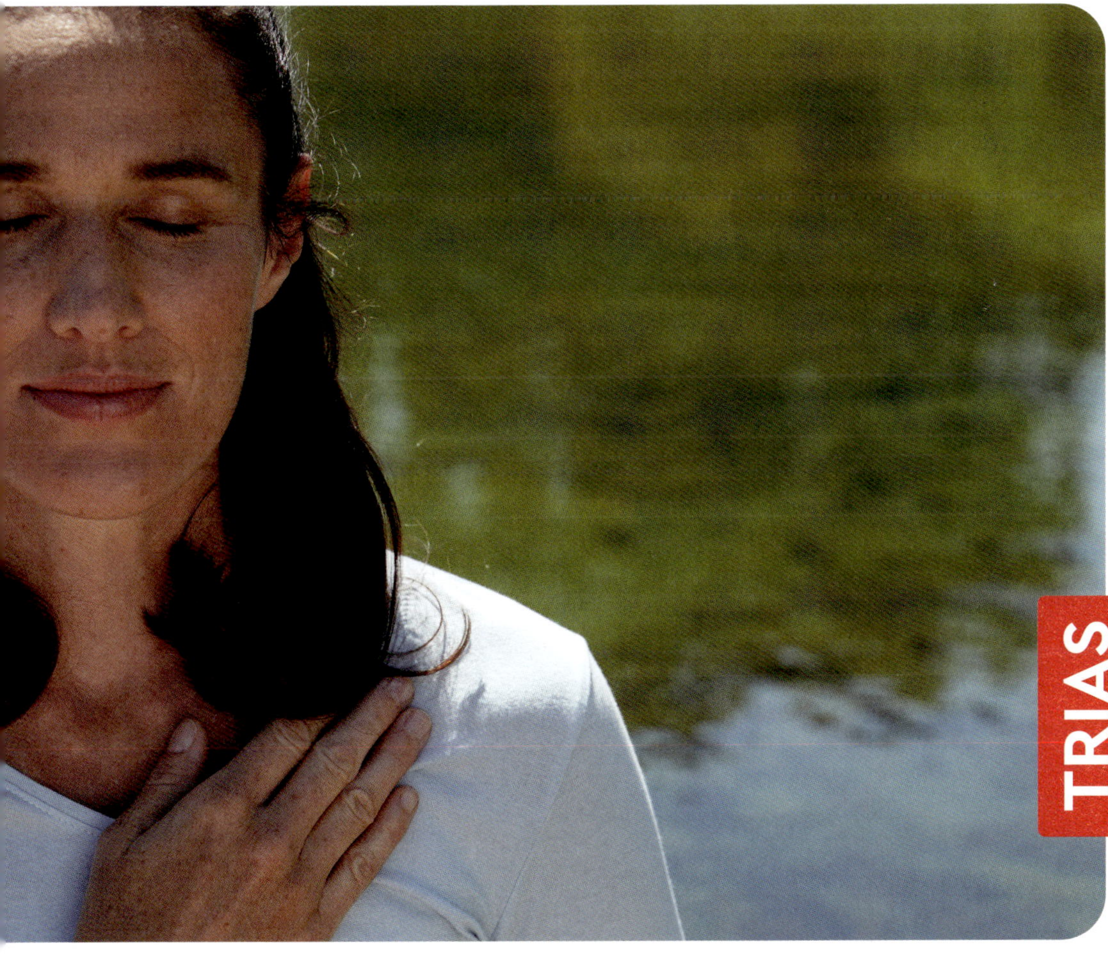

TRIAS

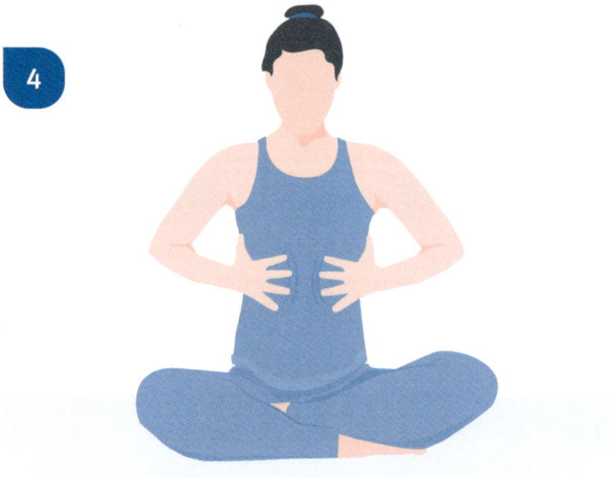

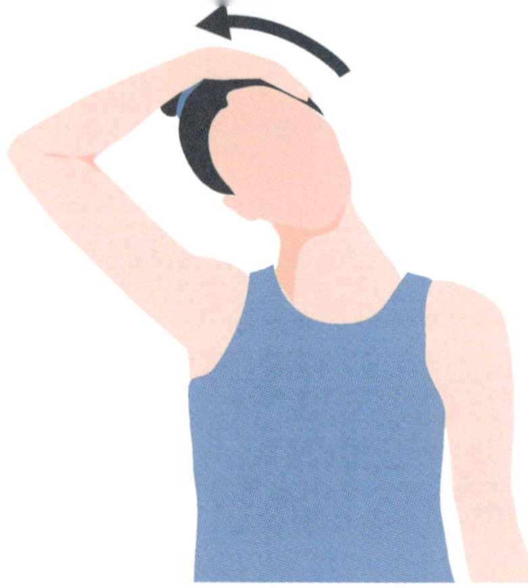

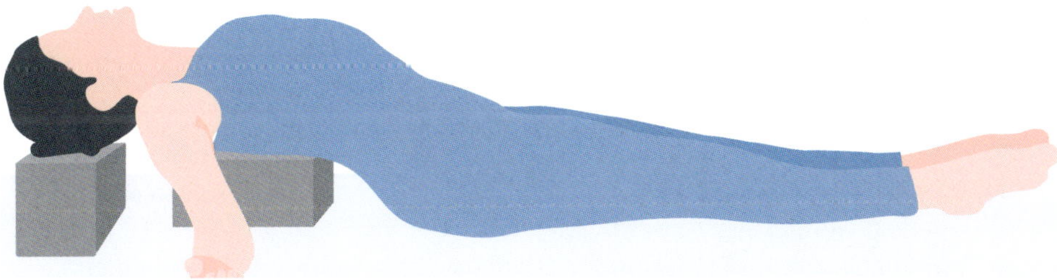

Vorwort

An wen wendet sich dieses Buch?

- Zunächst einmal an gesundheitsbewusste Menschen, die durch einen gesunden Lebensstil der Entstehung von Bluthochdruck vorbeugen wollen. Dies gilt besonders für Menschen mit Risikofaktoren für Hochdruck wie genetischer Belastung oder Stress.
- An Menschen mit leichter Blutdruckerhöhung, bei denen eine Therapie ohne Medikamente möglich ist. Die aktuelle »Nationale Versorgungsleitlinie Bluthochdruck« empfiehlt neben salzarmer Ernährung und Sport insbesondere Entspannungsverfahren.
- An Patientinnen und Patienten, die bereits mit Medikamenten behandelt werden, ihre Therapie aber aktiv durch Entspannungsverfahren unterstützen wollen.
- An Patientinnen und Patienten, bei denen Stress bereits zu einer Erkrankung wie z. B. Herzinfarkt oder Burnout geführt hat.

Wenn ich mit Patient*innen aus meiner Hochdrucksprechstunde über Ursachen ihres Bluthochdrucks spreche, dann wird häufig Stress als auslösende Ursache genannt. Dass Stress einer der wichtigsten Faktoren für die Entstehung von Bluthochdruck ist, haben zahlreiche wissenschaftliche Studien eindeutig belegt. Wenn ich den Herzstress bei den Patient *innen aus meiner Sprechstunde messe, stelle ich sehr häufig ein Ungleichgewicht zwischen dem Ruhenerv und dem Stressnerv fest. Der Stressnerv ist zu stark, der Ruhenerv zu schwach. Dieses Ungleichgewicht kann zu Bluthochdruck, zu Herzinfarkt und gefährlichen Herzrhythmusstörungen führen.

Seit Jahrtausenden kennen wir zur Stressbehandlung sehr wirksame östliche Entspannungstechniken wie Meditation oder langsame Atmung. Diese östlichen Entspannungstechniken basieren auf einer jahrtausendealten Tradition und sind durch die Erfahrungsmedizin in ihrer Wirksamkeit bewiesen. Als klassisch ausgebildeter Schulmediziner brauchte ich eine Weile, um zu lernen, dass Meditationstechniken weit mehr sind als Esoterik mit Placebo-Effekt. Neuere Studien mithilfe von moderner Bildgebung zeigen, dass durch Meditation Anpassungsprozesse in Hirnregionen auftreten, die für die Stressverarbeitung verantwortlich sind. Solche ausgeklügelten Techniken können jedoch oft überfordernd sein. Es braucht eine aufwendige Schulung sowie viel Disziplin und Organisationstalent, um das tägliche Meditationstraining über Jahre durchzuhalten.

Egal ob Yoga, transzendentale Meditation, Achtsamkeit, Autogenes Training, Progressive Muskelrelaxation oder Mantragesänge. Alle Techniken werden von einer langsamen Atemführung begleitet. Die langsame, entschleunigte Atmung scheint somit der kleinste gemeinsame Nenner aller Entspannungstechniken zu sein. Sie ist ohne Kurse leicht selbst zu erlernen. Der Einfachheit halber nennen wir sie in diesem Buch »Yoga-Atmung«. Yoga-Atmung in diesem Sinne ist eine bewusst langsame Atemführung mit Nutzung des Bauchraumes und des Brustkorbes.
Die Yoga-Atmung führt zu einer Harmonisierung von Atmung, Herzkreislauf und Blutdruck. Die blutdrucksenkende Wirkung durch die Yoga-Atmung ist vergleichbar effektiv wie eine Tablette eines Blutdrucksenkers.

Die Yoga-Lehrerin und Gesundheits-Coachin Ines Mikisek wird Sie in diesem Buch in die Technik der Yoga-Atmung einführen und mit praktischen Übungen schulen. Mit ihrem 4-Wochen-Programm erlernen Sie die Vollatmung, um die Bauchatmung mehr zu integrieren, und haben am Ende Ihre Atemfrequenz auf bis zu 6 Atemzüge/Minute gesenkt.

Eine anhaltende Wirkung auf den Blutdruck werden Sie nur erzielen, wenn Sie täglich üben und auch andauernd – über die nächsten Monate und Jahre – dranbleiben. Dabei helfen Ihnen Atem-Apps, die Ihr tägliches Training durch Atemtaktung unterstützen und die Erfolge aufzeichnen. Moderne Atem-Apps machen über Biofeedback den Puls oder den Blutdruck während der Übung für Sie sichtbar. Beim Biofeedback sehen Sie, wie Ihr Blutdruck in eine günstige Richtung geht und lernen daraus, wie Sie ihn durch Yoga-Atmung senken können.

Bleiben Sie neugierig und gesund!
Prof. Dr. med. Thomas Mengden

Dauerstress und Bluthochdruck

Anhaltender Stress ist eine häufige Ursache für Bluthochdruck. Das nehmen die betroffenen Menschen so wahr und das bestätigt auch die Wissenschaft.

Ich möchte mit einem Fall aus meiner Hochdrucksprechstunde für »hoffnungslose Fälle« beginnen. Patientinnen und Patienten, die zu mir kommen, weil ihr Blutdruck scheinbar nicht einzustellen ist.

Ein Fall aus meiner Sprechstunde

» *Ein 65-jähriger Immobilienhändler nahm bereits 4 verschiedene Blutdrucksenker ein und der systolische Blutdruckwert lag dennoch bei 180 mmHg. Schon am Anfang des Gesprächs sagte er mit tiefer Überzeugung, dass sein hoher Blutdruck rein stressbedingt sei.*

Auf nähere Nachfrage berichtete er mir, dass er regelmäßig lange Auszeiten in Indien nehme, um dort ayurvedische Entspannungstechniken zu praktizieren. Während dieser Zeit sei sein Blutdruck ohne jegliche Medikamente bei Selbstmessungen komplett normal. Eine einleuchtende Erklärung für mich war, dass mein Patient über diese Entspannungstechniken den Stress als Auslöser seines hohen Blutdrucks ausschalten konnte.

Was können Sie aus diesem Fall für sich mitnehmen?

1. Stress wird von vielen meiner Patientinnen und Patienten immer wieder an erster Stelle als Grund für Bluthochdruck genannt. Dies ist auch wissenschaftlich sehr gut belegt.
2. Es gibt Möglichkeiten, der Stressfalle zu entkommen und damit auch den Blutdruck ohne Medikamente zu senken. Entspannungstechniken wie z. B. Meditation oder Yoga-Atmung sind seit Jahrtausenden bewährte Therapien, die sich die Selbstheilungskräfte der Geist-Körper-Achse zu Nutzen machen. Erst seit wenigen Jahren wissen wir allerdings, was die wissenschaftliche Grundlage für das »Heilen durch den Geist« darstellt.

Bei Stress reagiert unser Körper auch heute noch so, als ob ein Säbelzahntiger hinter uns her wäre.

Der Säbelzahntiger im Büro

Unser Körper und mit ihm unser Gehirn funktioniert bei Stress in seinen Grundzügen wie beim Steinzeitmenschen, wenn er in die Augen eines Säbelzahntigers blickte. In diesen früheren evolutionären Zeiten war die Stressreaktion überlebenswichtig. Heute stehen nicht mehr die Gefahr um Leib und Leben im Vordergrund der Stressreaktion, sondern

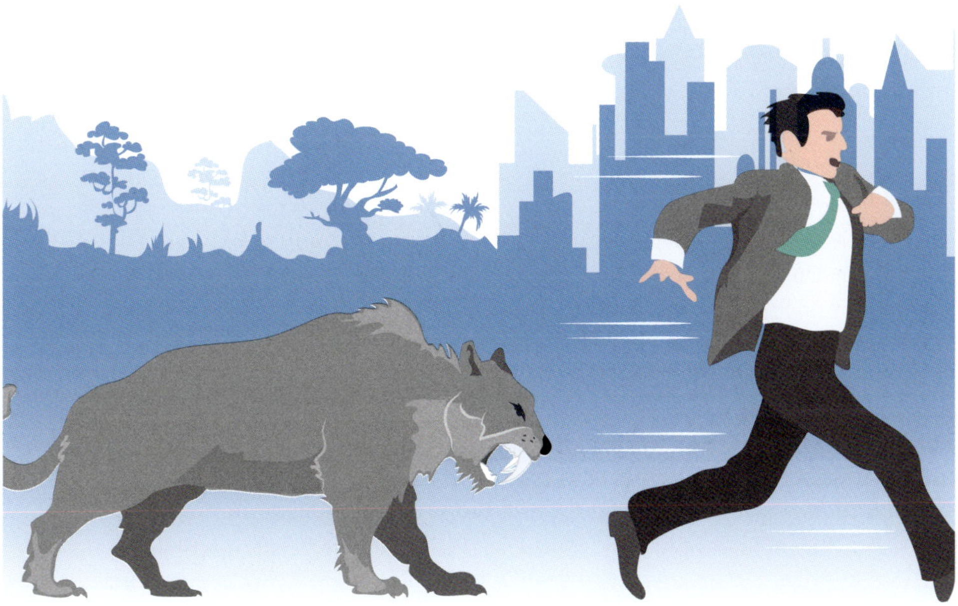

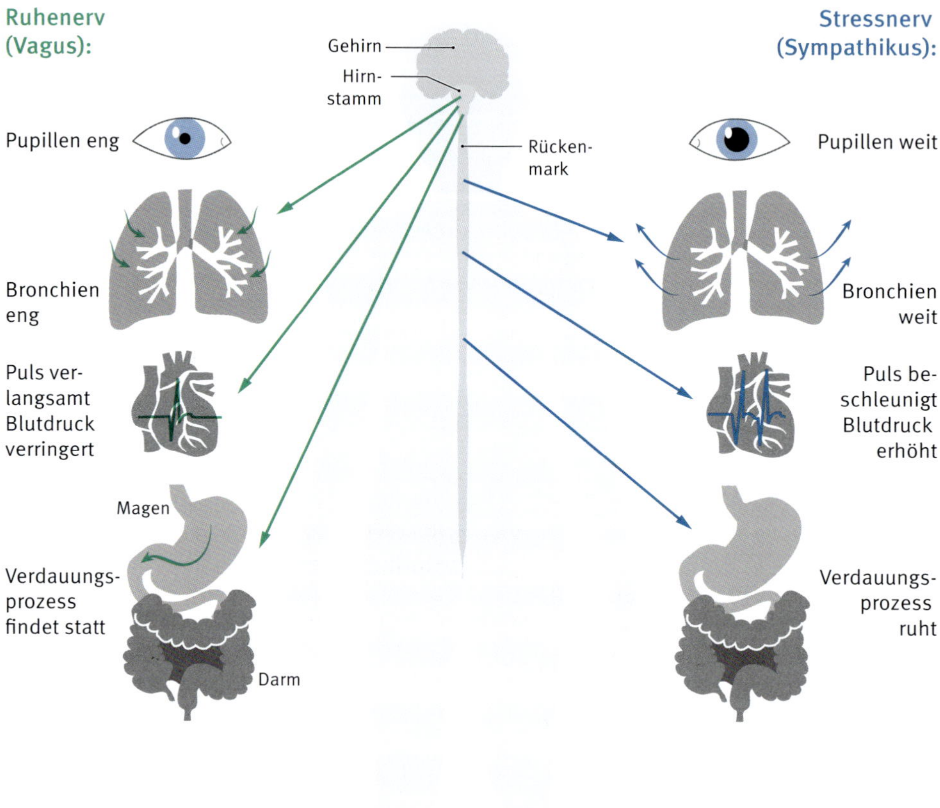

beruflicher Stress oder private Ängste und Sorgen. Unser Gehirn löst bei Stress aber immer noch die gleiche Kampf- oder Fluchtreaktion aus wie vor 10.000 Jahren. Es reagiert genauso wie beim Steinzeitmenschen mit einer starken Ausschüttung von Stresshormonen, die von der Nebenniere produziert werden. Zu diesen Stresshormonen gehören Cortisol und Adrenalin. Adrenalin erhöht den Puls und den Blutdruck. Cortisol steigert den Blutzucker und hemmt die Verdauung.

Der Sympathikus ist unser Stressnerv, der uns auf Kampf oder Flucht vorbereiten will. Der Parasympathikus (Vagus) ist sein Gegenspieler, unser Ruhenerv, der für Regeneration zuständig ist.

Der schnelle Weg, das sympathische Nervensystem

Das vegetative Nervensystem ist für die schnelle Stressreaktion beim Anblick des Säbelzahntigers verantwortlich und stellt sicher, dass alle Körperfunktionen sofort auf Kampf oder Flucht eingestellt werden. Der Teil des vegetativen Nervensystems, der den Organismus in Spannung versetzt, ist der Sympathikus, der Stressnerv. Er ist das Gaspedal für unser Kreislaufsystem. Der Sympathikus vermittelt die Information »Gefahr« über seine schnellen Nervenfasern an Herz und Gefäße. Er steigert damit direkt und sofort Puls und Blutdruck. In der Nebenniere sorgt er dafür, dass das Stresshormon Adrenalin ausgeschüttet wird. Adrenalin beschleunigt den Herzschlag, die Atmung und steigert den Blutdruck. Der Blutzucker steigt schnell an und das Blut wird vom Verdauungssystem in Muskeln und Herz umgeleitet.

Der langsame Weg über Cortisol

Ein weiteres Stresshormon ist Cortisol, das ebenfalls in der Nebenniere gebildet wird. Die Information »Gefahr« wird über Stresszentren im Gehirn (Mandelkern, Hypothalamus, Hypophyse, S. 115) hormonell über die Blutbahn an die Nebennieren weitergeleitet. Diese schütten Cortisol aus, das für die Bereitstellung von Energie wie z. B. Blutzucker verantwortlich ist. Man kann über eine Speichelprobe die Konzentration an Cortisol bestimmen und damit den Stress messen (S. 13).

Diese starken hormonellen und vegetativen Reaktionen sorgen dafür, dass wir schnell und adäquat vor einer Gefahr flüchten können (»flight«) oder kampfbereit sind (»fight«). Diese Reaktion erfolgt automatisch und wird über das Gehirn sowie das vegetative Nervensystem vermittelt. Es wird auch »autonomes Nervensystem« genannt, da seine Reaktionsmuster zur Regulierung von Körperfunktionen unbewusst ablaufen und sich normalerweise nicht bewusst steuern lassen. Die Funktionsweise des vegetativen Nervensystems hat sich seit der Steinzeit nicht verändert, da es für viele unbewusste und lebensnotwendige Funktionen wie Atmung, Kreislauf und Blutdruck zuständig ist. Wir werden später sehen, dass sich solche autonom gesteuerten Körperfunktionen, wie z. B. der Blutdruck, dennoch mit Übung und der richtigen Technik auch bewusst beeinflussen lassen.

Der Vagus sorgt für Entspannung

Wenn der Säbelzahntiger besiegt oder die Flucht gelungen ist, werden alle Systeme wieder heruntergefahren. Die Blutspiegel von Cortisol und Adrenalin fallen wieder auf normale Werte ab. Der Puls und auch der Blutdruck gehen wieder auf die Ausgangswerte zurück. Auch die anderen Organe schalten wieder auf Ruhe und Verdauung um. In dieser Ruhephase kommt der Gegenspieler des Sympathikus zum Zuge, der Parasympathikus. Der wichtigste Nerv des Parasympathikus ist der Nervus vagus, kurz »Vagus« oder »Ruhenerv« genannt. Der Vagus verbindet über ein großes Nervengeflecht unser

Gehirn mit dem Körper. Er verbindet unser Gehirn mit Herz, Magen, Darm und Nieren, aber auch dem Becken und ist damit an der weiblichen und männlichen Sexualfunktion beteiligt.

Der Vagus sorgt für Entspannung und gute Gefühle. Er ist die Bremse unseres Kreislaufs und bringt Puls und Blutdruck auf Ruhewerte. Der Vagus ist auch nachts sehr stark ausgeprägt, er sorgt für die Erholung unseres Körpers im Schlaf. Wir wissen heute, dass ein schwacher Vagus bei vielen Erkrankungen wie Bluthochdruck, Herzinfarkt, Depression, aber auch Demenz und Tumorerkrankungen beteiligt ist.[1] Da ein starker Vagus viele dieser Erkrankung verhindert oder auch heilt, wird er auch als »Selbstheilungsnerv« oder als »innerer Arzt« bezeichnet.

Solange der Säbelzahntiger dem Steinzeitmenschen nicht stündlich erschien, waren Sympathikus (Gaspedal) und Vagus (Bremse) in einem gesunden Gleichgewicht.

» *Ein intaktes und gesundes Gleichgewicht zwischen Vagus und Sympathikus ist eine Voraussetzung für normalen Blutdruck.*

Wie sieht es beim Neuzeitmenschen aus?

Im schlimmsten Fall kommt der Säbelzahntiger im 10-Minuten-Takt z. B. in Form von permanentem Zeitdruck, fehlenden Pausen, Multitasking, Kundenbeschwerden, Telefonaten, zu eng getaktetem Terminkalender und Druck durch den Chef oder Partner.

Die Stressreaktion läuft aber bei uns ins Leere, da wir in der Regel nicht vor Kunden flüchten oder mit dem Chef kämpfen können. Körperliche Aktivität wie Flucht oder Kampf würde aber beim Stressabbau helfen.

Wenn der Stress über Monate und Jahre dauerhaft hoch bleibt, gibt es auch Veränderungen in unserem Nervensystem. Unser Gehirn ist im Dauerstress. Die Sympathikusaktivität bleibt hoch, damit ist, ohne dass wir das steuern können, das Gaspedal fast immer durchgetreten. Es findet keine ausreichende Regeneration mehr statt, in der sich Sympathikus und Vagus wieder in ein gesundes Gleichgewicht einpendeln.

Unsere moderne Arbeitsphilosophie kann sich aufgrund stetiger Fremd- und Selbstoptimierung keine Pausen oder ausreichenden Schlaf mehr leisten. Nachts findet immer weniger Erholung statt, da sich das gesunde Gleichgewicht auch nachts vom beruhigenden Vagus immer mehr zugunsten des Sympathikus zum Dauerstress verschiebt. Mit der fehlenden nächtlichen Beruhigung des vegetativen Nervensystems entstehen unvermeidlich Schlafstörungen, die laut Untersuchungen der Krankenkassen immer mehr zunehmen.

Neben Schlafstörungen kann Dauerstress zu einer Vielzahl von Gesundheitsstörungen führen wie z. B.:

- Depression
- Kopfschmerzen
- Muskelverspannung
- Konzentrationsstörungen
- Gedächtnisstörungen
- Herzinfarkt
- Herzrhythmusstörungen
- Bluthochdruck

Die Folgen für den Blutdruck liegen auf der Hand. Es kommt zunächst nur zu Blutdruckanstiegen in Stressphasen. Zwischen den Stressphasen kann der Vagus immer noch ausreichend auf die Bremse treten und den Blutdruck normalisieren. Bei langanhaltendem, krankmachendem Stress bleibt das Nervensystem dauerhaft in einem Ungleichgewicht mit der Folge von dauerhafter Blutdruckerhöhung.

Im Interview (S. 14) werden wir vom Psychokardiologen Prof. Jochen Jordan erfahren, wie die Verbindungen zwischen Stress, Bluthochdruck und Herzinfarkt sind. Die Psychokardiologie beschäftigt sich mit den Wechselwirkungen von Psyche und Herz.

Wie kann man Stress messen?

Prof. Jordan sagte mir, er würde immer die Ehefrau oder den Ehemann des Patienten oder der Patientin fragen, wenn er wissen wolle, ob eine Stresssituation vorliegt. Was will er uns damit sagen? Er weist darauf hin, dass uns unser Gefühl bei der Beurteilung des Stresses häufig trügt. Der Stress wird von manchen Patientinnen und Patienten ja auch positiv empfunden, sie fühlen sich stimuliert und vital, obwohl der Herzinfarkt oder ein Burnout schon vor der Tür lauert.

Was also tun, um krankmachenden Stress zu messen? Die Messung des Stresshormons Cortisol im Speichel sowie invasive Messmethoden werden vorwiegend in wissenschaftlichen Studien eingesetzt und sind beim Hausarzt oder Psychologen nicht verfügbar. Wie wir Stress besser als durch unsere Gefühle oder über unseren Speichel messen können, erfahren Sie nun.

»Ich bin gleich auf 180!« Wer kennt ihn nicht, diesen Ausspruch, wenn der Stress so übermächtig wird, dass der Blutdruck auf »180« geht. Für viele Patient*innen mit einer Hochdruckerkrankung ist Stress häufig mit einem plötzlichen Blutdruckanstieg und gelegentlich auch mit Beschwerden wie Kopfschmerzen oder Brustenge verbunden. In den Aufzeichnungen meiner Patient*innen sehe ich im Blutdruckpass häufig Einträge wie »Ärger auf der Arbeit/Streit mit dem Partner«, wenn der Blutdruck mal wieder auf »180« ist. Kann man also sagen, dass erhöhte Blutdruckwerte immer mit Stress gleichzusetzen sind? Nun, es ist nicht ganz so einfach.

Ein Psychokardiologe zu Stress und Bluthochdruck

Im Gespräch erläutert uns der Psychokardiologe Prof. Jochen Jordan die psychologischen Hintergründe zu den Themen Dauerstress, Bluthochdruck und was man dagegen tun kann.

Was ist Stress aus psychologischer Sicht?

Obgleich alle Menschen das Wort Stress oft und leicht in den Mund nehmen, müssen wir doch Stressreaktionen auf sehr unterschiedliche Kontexte zurückführen. Diese Unterscheidung ist bedeutsam, weil die Stressvermeidung und der erforderliche Stressabbau jeweils völlig verschiedene Methoden erfordern.

Was sind also die wichtigsten Stressfaktoren?

Zunächst gibt es Stressoren, die, ähnlich wie einst der Säbelzahntiger, auf alle Menschen gleichermaßen heftig wirken. Dies sind von außen auf einen Menschen zukommende schwere, d. h. existenzielle Bedrohungen.

An erster Stelle sind hier Naturkatastrophen zu nennen wie Erdbeben und Erdrutsche, Flutwellen, katastrophale Brände wie etwa in Australien, Vulkanausbrüche, Lawinen und Überschwemmungen. Die Stressoren sind dadurch charakterisiert, dass die betroffenen Menschen gleichermaßen bedroht sind und ein schicksalhaftes Ausgeliefertsein als Erlebniszustand erzeugt wird. Hier können die Betroffenen zusammenhalten, gemeinsam agieren, trauern und Hilfe organisieren. Die traumatischen Erlebnisse bleiben lebenslänglich gespeichert, leben fort und sind Bestandteil des basalen Lebensgefühls. Die Folgen solcher Belastungen sind vielfältig und insbesondere ein chronisch erhöhter Blutdruck wird in der Literatur immer wieder nachgewiesen.

Welche Rolle spielen von Menschen verursachte Katastrophen?

Die in heutigen Zeiten dramatisch zunehmenden »Man-Made-Desaster« (von Menschen gemachte und verursachte Katastrophen) haben eine gänzlich andere traumatisierende psychische Verarbeitungsweise zur Folge. Die häufigsten schweren Belastungen sind leider auch heute noch Krieg, Folter, politische Inhaftierung, Vertreibung, Gewalt sowie religiöser und politischer Fanatismus. Es gibt aber auch die nur scheinbar natürlichen Katastrophen wie Überschwemmungen, Dammbrüche, Erdrutsche, Grubenunglücke, Schiffskatastrophen und Ähnliches, die durch falsche menschliche Entscheidungen bedingt sind und die ganz andere Gefühlszustände als die Naturkatastrophen auslösen. Hier wissen und spüren die Betroffenen, dass im Grunde rücksichtsloses oder grob fahrlässiges und von Profitgier bestimmtes menschliches Verhalten als Auslöser der Katastrophe zu sehen ist. Das entstandene Leid hat menschliche und meist vermeidbare Ursachen. Hier werden Schuldige identifiziert und es werden Konsequenzen gefordert und es entsteht nicht selten tiefes Leid (und damit Dauerstress), weil die Verantwortlichen nicht zur Rechenschaft gezogen werden. Andauernde Anspannung, das Gefühl der Ungerechtigkeit und des Sich-ausgeliefert-Fühlens sind Faktoren, die als Dauerstress die entsprechenden Folgeerkrankungen bedingen.

Kann auch der Verlust eines geliebten Menschen zu Bluthochdruck führen?

Die jahrzehntelange Forschung zeigt uns, dass schwere biografische Belastungssituationen als Dauerstress erheblich krankmachende Wirkungen haben und dies leider lebenslänglich. Hierzu gehören der Verlust von Beziehungspersonen (z. B. Mutter, Vater), der Verlust von Heimat, schwere Krankheiten in der Familie und natürlich auch schwere psychiatrische Erkrankungen eines Elternteils. Sehr bedeutsam sind auch Gewalterfahrungen in der Kindheit und besonders alle sexuellen Übergriffe. Diese Belastungsereignisse haben eine so tiefgreifende Wirkung, dass sie dauerhaft auf das vegetative System wirken und dadurch erhebliche Schäden auch am Herz-Kreislauf-System entstehen. Es ist wissenschaftlich gut nachgewiesen, dass unbehandelte biografische posttraumatische Störungen eine Erhöhung des Blutdrucks und eine bedeutend höhere Wahrscheinlichkeit von schweren Herzerkrankungen nach sich ziehen.

In letzter Zeit gibt es vermehrt Hinweise, dass Fluglärm zu Bluthochdruck und Herzinfarkt führen. Wie beurteilen Sie diese Forschungsergebnisse?

Neben den oben genannten dramatischen und katastrophalen Lebensereignissen gibt es im Lebensverlauf natürlich viele weitere, durchaus individuell schwer belastende Begebenheiten, die für kürzere und längere Perioden als relevante Stressoren gesehen werden können, die negativen Einfluss auf die Gesundheit haben können. Beispiele hierfür sind chronische Krankheiten bei nahestehenden Personen, finanzielle Engpässe, Wohnungs- oder Arbeitsplatzverlust, chronische Ärger-Interaktionen mit Nachbarn oder ähnliche alltägliche Dinge, die dann eben doch nicht alltäglich, sondern deutlich belastend wirken. Wir haben in vielen Studien feststellen können, dass solche Life-Events häufig Krankheitsepisoden vorausgehen und teilursächlich sein können.

Zu dieser Kategorie gehören natürlich auch belastende Lebensbedingungen und hierbei an erster Stelle der Umgebungslärm. Dauerlärmbelastung, wie sie rund um Flughäfen, an lauten Straßen, an Bauplätzen oder Eisenbahntrassen entsteht, hat eine erhebliche negative Wirkung, vor allem auf den Blutdruck. Das haben jüngst Studien rund um den Frankfurter Flughafen unter Beweis gestellt.

Berufliche Stressfaktoren werden immer wieder als Auslöser von Herzkrankheiten genannt. Wie ist Ihre Meinung?

Wissenschaftlich am besten untersucht sind Stressoren im Arbeitsleben. Hier konnte für zahlreiche Bedingungen nachgewiesen werden, dass sie vor allem auf Herz-Kreislauf-Erkrankungen und hier besonders auf den Blutdruck negativ wirken. Zu nennen sind hier der Dreischichtbetrieb, chronische Überforderungen, aber auch Unterforderung, etwa durch Fließbandarbeit, und vor allem auch der Lärm. Auch hier spielen zwischenmenschliche Belastungen eine Rolle, wie vor allem schlechte Führung durch Vorgesetzte, Ungerechtigkeiten und Mobbing.

Welche Eigenschaften oder Charakterzüge, die sich in Kindheit und Jugend entwickeln, können die Gesundheit beeinträchtigen?

Ich möchte folgende 3 Eigenschaften nennen:

- **Perfektionismus:** Menschen können unter bestimmten Bedingungen bereits in Kindheit und Jugend lernen, sehr genau mit allem zu sein. Sie müssen alles nicht nur 100 %ig, sondern 120 %ig machen. Halbheiten werden nicht geduldet.
- **Geltungsstreben:** Viele Menschen müssen immer wieder beweisen, dass sie etwas können, dass sie besser sind als andere, und sie müssen auch sich selbst täglich aufs Neue beweisen, dass sie etwas taugen. Ein latentes nicht bewusstes Minderwertigkeitsgefühl kann sich darin äußern, dass man immer unter Druck steht und immer noch etwas besser machen könnte.
- **Konkurrenzstreben:** Auch der Drang, immer besser als andere sein zu müssen, ist ein blutdrucksteigernder Faktor.

Innerpsychische Prozesse führen also bei vielen Menschen dazu, dass sie sich selbst antreiben, nicht zur Ruhe kommen lassen und dauernd unter Strom stehen. Heutzutage gibt es Menschen, die haben in ihrer Psyche eine Instanz, die strenger, unnachgiebiger, fordernder und unfreundlicher ist, als es der strengste und unfreundlichste Chef je sein könnte. Dieser innere Motor ist schwer zu erkennen und daher auch schwer zu beeinflussen.

Gibt es Stresspatient*innen, bei denen Sie auch nach langem Suchen überhaupt keine Ursache finden?

Der Mensch ist sehr komplex in seiner Konstruktion. So wissen wir seit vielen Jahrzehnten, dass unbewusste Vorgänge eine ganz herausragende Bedeutung in der Steuerung unserer Gefühle, Gedanken und unseren Entscheidungen haben. Wir gehen heute davon aus, dass uns etwa 90 % aller seelischen Vorgänge nicht bewusst werden und auch nicht bewusstseinsfähig sind. Das bedeutet, dass wir vieles nicht ergründen können. Dies gilt auch für Stressreaktionen. Es kommt nicht selten vor, dass ein Mensch sich angespannt, nervös, gereizt und dünnhäutig fühlt, ohne dass ihm die Ursache hierfür bewusst wird. Tiefe unbewusste Prozesse spielen hierbei eine Rolle. Es sind tatsächlich nicht ergründbare Vorgänge, die Stressreaktionen auslösen, und es können sogar langfristige Stressreaktionen sein, die über Monate und Jahre unser Kreislaufsystem negativ beeinflussen. Als Beispiel kann man sich tiefe, unbewusste Angstgefühle vorstellen, die aus vergangenen, nicht erinnerbaren Ereignissen stammen, oder innere Haltungen, wie etwa die Angst, von anderen Menschen kontrolliert oder beherrscht zu werden.

Welche Strategien empfehlen Sie ganz allgemein zur Stressbewältigung?

Die differenzierte Betrachtung der verschiedenen blutdruckrelevanten Stressfaktoren zeigt, dass es nicht ganz einfach ist, jeweils geeignete Strategien zu finden, um die Stressbelastung zu vermindern. In den Fällen, in denen äußere katastrophale Ereignisse in der kürzeren und längeren Vergangenheit eine Rolle spielen, kann man nur mit einer intensiven und geduldigen psychotraumatologischen Therapie eine allmähliche Linderung erreichen. Viele Stressoren sind äußere, unveränderbare Faktoren, und es ist kaum möglich, ihnen zu entgehen. Was soll man tun, wenn man ein Haus erworben hat, das nicht abgezahlt ist und das plötzlich an einer vorher nicht absehbaren Lärmquelle liegt. Verkaufen und Umziehen sind oft Lösungen, die nicht funktionieren. Ähnliches gilt für Lärmquellen am Arbeitsplatz. Nicht immer gibt es also einfache Lösungen und oft gibt es zunächst keine Lösungen. Hier greifen dann nur kompensatorische Maßnahmen. Man muss Gelassenheit lernen, man muss etwa durch Ausdauerbewegung und Entspannungstechniken die schädigenden Einflüsse in ihrer Wirkung vermindern.

Oft spielen auch innere Einstellungen zur Lärmquelle eine Rolle, was dann zuweilen eine gewisse Entlastung ermöglicht. Ein gutes Beispiel ist folgendes: In der unmittelbaren Nähe zu einem Kindergarten gibt es eine Reihe von Wohnblocks. Nun kommt es immer wieder vor, dass Menschen diesen Wohnort schön finden, weil sie die Geräusche der spielenden und lärmenden Kinder als vitalisierend und schön empfinden. Sie erinnern sich an die eigene Kindheit, an die ihrer Kinder und freuen sich an der Lebendigkeit. Direkt neben diesen Menschen am Nachbarbalkon lebt dann ein Ehepaar, das seit Jahren gegen diesen Kindergarten klagt und Lärmpausen durchsetzen will. Sie wollen, dass die Kinder in der Mittagspause eingesperrt werden, dass laute Spiele unterbleiben, und ärgern sich ständig, mit der Folge von chronischem Bluthochdruck und anderen Erkrankungen. Dies zeigt, dass die subjektive Bewertung der Stressquellen zuweilen eine große Bedeutung haben kann.

Bei welchen Herz-Kreislauf-Erkrankungen spielt Stress aus Ihrer Sicht eine wesentliche Rolle?

Stress ist sicher die wesentliche Ursache der Verengung der Herzkranzgefäße. Bluthochdruck und einige Rhythmusstörungen können durch starken oder dauerhaften Stress mitbedingt oder im Verlauf beeinflusst werden. Dies gilt z. B. für Extrasystolen und zum Teil möglicherweise auch für das Auftreten von Vorhofflimmern.

Bei Herzmuskelentzündungen ist eine Stresskomponente denkbar, aber nicht nachgewiesen. Auf dem Wege einer dauerhaften und intensiven Stressreaktion könnte die Immunkompetenz deutlich unter das Normalniveau absinken und damit eine höhere Infektanfälligkeit entstehen. Dies ist allerdings derzeit lediglich eine Hypothese.

Was ist der Unterschied zwischen gesundem und krankmachendem Stress?

Ich bin ein vehementer Gegner der These, dass es gesunden Stress gibt. Man kann sagen, dass es Belastungssituationen oder längere Stressphasen geben kann, die unter spezifischen Umständen nicht krankmachend sind. Eventuell müsste man sagen, dass es protektive, also schützende Faktoren gibt, die bei bestehendem Stress die negativen Folgen abfedern.

So ist etwa eine gute soziale Einbettung ein Faktor, der gesunderhaltend wirkt. Je besser also die familiären Bindungen sind, je größer und verlässlicher der Freundeskreis und je mehr soziale Kontakte in der Freizeit bestehen, desto resistenter ist man gegen negative Stressauswirkungen.

Was halten Sie von dem Begriff Eu-Stress?

Wenn man also belastende Situationen meistert, also Herausforderungen annehmen und bewältigen kann, so ist dies allerdings noch lange nicht gesund oder gesundheitsfördernd. Die Erfindung des Wortes Eu-Stress (also gesunder Stress) ist für mich ein Widerspruch in sich. Man definiert Stress als einen Zustand, in welchem das Individuum das Gefühl hat, dass es möglicherweise überfordert ist und die eigenen Ressourcen nicht ausreichen könnten. Diese Definition wird absurd, wenn man von gesundem Stress sprechen würde.

Meine obigen Ausführungen zu den unbewussten Zusammenhängen zeigen aber auch die Komplexität des Problems. Oft wird Eu-Stress oder gesunder Stress als das gesehen, was man bewältigt und das ein gutes Gefühl hinterlässt. Also etwa die Meisterung einer schwierigen Aufgabe oder Lebensphase. Wenn sich dann positive Gefühle und möglicherweise auch Euphorie einstellen, so bedeutet das noch lange nicht, dass nicht dennoch gesundheitsgefährdende körperliche Zustände die Folge sein können.

Nun kommt hier noch ein »Konstruktionsfehler« des Menschen zum Tragen, der die These vom »gesunden Stress« erst ermöglichte: Wir Menschen haben kein gut funktionierendes System der körperlichen Stressmessung. Zwar gibt es viele Hinweisreize, aber es gibt auch einen fantastisch wirkenden Betrugsmechanismus. Der Mensch kann viele Dinge tun und sich dabei sehr gut fühlen und sogar Begeisterung und Euphorie erleben, und dennoch sind diese Konstellationen massiv gesundheitsgefährdend.

Können Sie uns ein Beispiel nennen?

Ein Mensch hat einen schönen, begeisternden Beruf, er hat viele Fähigkeiten und ist sehr erfolgreich. Die Rückmeldungen anderer Menschen sind gut, er genießt Anerkennung und ist stolz auf seine Fähigkeiten. Zunehmend wird er »süchtig« nach Lob und Bestätigung, arbeitet immer intensiver und länger. Wenn man ihn fragt, würde er immer sagen, dass dies sein Lebenselixier sei, dass es ihm gut gehe und er ohne Probleme 60 Stunden in der Woche arbeiten kann. Was geschieht hier?

Das Gehirn wird unter Erfolgsbedingungen von Glückshormonen geflutet. Es werden ständig neue Belohnungssalven in Form von Hormonen ausgeschüttet, die psychisch sehr suchtauslösend wirken. Das Gehirn will immer mehr davon. Und unter diesen Bedingungen verliert man den Kontakt zum Körper, spürt gar nicht, wie manche Körperbereiche leiden. Da der Körper große Reserven hat und im Laufe der Jahrmillionen Ausdauer erlernt hat, treten die negativen Folgen in Form von Krankheit erst Jahre und Jahrzehnte später auf. Meist werden die Vorboten, wie vor allem der chronische Bluthochdruck, nicht wahr- und nicht ernst genommen. Ähnlich verhält es sich mit sehr vielen anderen Dingen: schnelles Autofahren, Motorradfahren, »Hans Dampf in allen Gassen«, Feiern, gutes Essen etc.

Welche psychischen Auswirkungen hat dauerhafter, krankmachender Stress?

Das Ende einer langen Entwicklung ist das Burnout. Dies ist ein Zustand völliger Erschöpfung mit vielen Begleitsymptomen. Die Auswirkungen von andauerndem Stress sind in der Vorphase des Burnouts zunehmende Gereiztheit, Unkonzentriertheit und Fehlerhäufigkeit. Weiterhin ein abnehmendes Interesse an anderen Menschen, also ein sozialer Rückzug, und eine eingeschränkte Wahrnehmung. Mit der Zeit entsteht ein Tunnelblick, der zunehmend alle Lebensbereiche durchdringt und am Ende auch dazu führt, dass man eigene Fehler und Fehlverhalten gar nicht mehr selbst erkennt und wahrhaben will.

Wie stellen Sie fest, dass eine Patientin oder ein Patient zu viel Stress hat?

Am Beginn steht immer eine gründliche Anamnese, also die Befragung des Betroffenen. Dabei geht man durchaus 20 Jahre zurück. Hierdurch kann man Hinweise auf wichtige stressassoziierte Charaktermerkmale bereits erkennen: Ehrgeiz, Perfektionismus, Konkurrenzdenken, übergroße Ordentlichkeit, Ruhelosigkeit und ständiger Aktivismus. Dann kommen Fragen zur Freizeitgestaltung, Hobbys und Freundeskreis. Schließlich ist die Qualität des Schlafes noch ein gewisser Hinweis auf Stressbelastung: weniger als durchschnittlich 6 Stunden, frühes Aufwachen am Morgen und dies auch an Wochenenden oder in den Ferien. All dies sind Hinweise, die eine Verdachtsdiagnose rechtfertigen. Eine Messung des tatsächlichen Stressniveaus ist durch ein Langzeit-EKG oder eine spezielle Messung der Herzfrequenzvariabilität möglich und schließlich auch durch die Feststellung von Stresshormonen im Speichel.

Was empfehlen Sie Patientinnen und Patienten, um Stress abzubauen?

Viel Bewegung, viele gute soziale Kontakte, Sonne, angenehme Freizeitgestaltung, Singen, Sexualität.

Welche Entspannungstechniken empfehlen Sie?

Das dürfte die schwierigste Frage sein. Die prinzipielle Antwort ist zunächst einfach: Alle bekannten und anerkannten Entspannungsverfahren haben eine große und zufriedenstellende Wirkung und sind daher empfehlenswert. Die Aufzählung der derzeit gängigen Verfahren zeigt, dass die Schwierigkeit darin liegt, für den jeweiligen Betroffenen ein geeignetes Verfahren auszuwählen. Wir haben in Deutschland folgende Verfahren auf dem Markt: Autogenes Training, Progressive Muskelentspannung, Meditationsverfahren, biofeedbackgestützte Verfahren, Feldenkrais, Yoga, Tai-Chi, Qi Gong und viele weitere.

Die Problematik lässt sich so beschreiben: Alle Verfahren sind hoch wirksam und dennoch im Resultat oft ineffektiv, weil die meisten Menschen sie einfach nicht anwenden. Wirksam sind die Verfahren nur dann, wenn man sie regelmäßig und auch oft genug, also mindestens dreimal pro Woche im Leben integriert. Genau das schaffen die wenigsten.

Welche Technik empfehlen Sie persönlich Ihren Patientinnen und Patienten?

Ich persönlich bevorzuge das Atembiofeedback, weil es sehr einfach ins Leben integriert werden kann. Man lernt die Atemtechnik sehr schnell. Ein kleines mobiles Gerät, der Qiu (S. 123), gibt dann die Rückmeldung, dass man durch diese Atemtechnik tatsächlich das vegetative System in einen entspannteren Zustand gebracht hat. Man braucht hier keine Trainingskurse zu besuchen und der Effekt ist mit ein wenig Übung bereits nach dem dritten tiefen Atemzug optisch sichtbar. Ich empfehle drei 10-minütige Übungen pro Tag und unmittelbar nach Stresssituationen eine weitere Übung. Diese Entspannungsübungen haben insbesondere auf den Blutdruck sehr gute Wirkungen.

Wie lange dauert es, bis sich der Stress messbar abbaut?

Hierauf gibt es keine klare, einfache Antwort.

Bei akutem, plötzlichem Stress dauern der Abbau der Stresshormone im Körper und die Reduzierung der Bereitstellungsreaktionen ungefähr 3–5 Stunden, wenn man ruhig auf dem Sofa sitzt und wartet. Wenn man 30 Minuten Ausdauerbewegung macht, ist der Körper bereits wieder auf der Nulllinie. Anders ist es, wenn man chronisch über Wochen, Monate und Jahre unter Stress stand. Hier muss man etwa mit 10 % der Zeit rechnen, die man vorher unter hohem Stress gelitten hat, bis sich dieser wieder abbaut. Allerdings gilt dies auch nur, wenn man entsprechende Maßnahmen ergreift: Abbau bzw. Beseitigung des Stressors, viel Bewegung, gesunde Ernährung und entspannungsfördernde Aktivitäten.

Es ist auch wichtig, darauf hinzuweisen, dass sich manche Stressreaktionen nicht von selbst abbauen. Beispielsweise kann man bei posttraumatischen Belastungsstörungen (also schweren krankheitswertigen Reaktionen nach Extrembelastungen, wie sie oben genannt wurden) nicht damit rechnen, dass sie von selbst »abheilen«. Hier ist eine gezielte und professionelle Psychotherapie erforderlich.

Prof. Jordan.
Vielen Dank für das Gespräch!

Obwohl die chronische Krankheit »Bluthochdruck« durch Stress ausgelöst werden kann, gibt es eine ganze Reihe von anderen Faktoren, die situativ den Blutdruck in die Höhe treiben. Hierzu gehört z. B. Sport. Beim Sport ist der Anstieg der Blutdruckwerte allerdings Ausdruck einer gesunden Kreislaufreaktion. Situativ erhöhte Blutdruckwerte sind deshalb nur ein ungenaues Maß für die objektive Messung von Stress.

Ebenso verhält es sich mit dem Pulsschlag, also der Herzfrequenz, die bei Stress oder eben auch beim Joggen oder Schwimmen ebenfalls ansteigt. Ähnlich wie der Blutdruck wird die Herzfrequenz durch Stresshormone und unser autonomes Nervensystem unbewusst gesteuert. Wir müssen dabei zwischen der Herzfrequenz in Ruhe und der unter körperlicher Belastung unterscheiden. Wie wir aus zahlreichen Studien wissen, ist eine erhöhte Ruheherzfrequenz ein starker Risikofaktor für Herz-Kreislauf-Erkrankungen wie Herzinfarkt oder Schlaganfall. Die Herzfrequenz in Ruhe ist aber noch von vielen anderen Faktoren wie Genetik, Hormonstoffwechsel (z. B. Schilddrüsenüberfunktion), Rhythmusstörungen (z. B. Vorhofflimmern) oder auch Medikamenten abhängig. Sie eignet sich daher beim Einzelnen nicht für eine zuverlässige Messung des tatsächlichen Herzstresses. So nehmen viele Patient*innen mit Bluthochdruck z. B. Beta-Blocker ein. Beta-Blocker senken sowohl den Blutdruck als auch den Puls. Die Herzfrequenz unter Beta-Blockern eignet sich deshalb nicht zur Messung des Herzstresses. Was also tun? Doch die Ehefrau oder einen Arzt fragen?

Wie Puls und Atmung zusammenhängen

Gehen wir einmal auf einer medizinhistorischen Zeitreise ins dritte Jahrhundert nach Christus zurück und schauen uns an, was chinesische Ärzte bereits über Kreislauffunktionen wussten. Die chinesischen Kollegen konnten mangels fehlender Technologie zu dieser Zeit weder den Blutdruck messen noch ein

Kleiner Selbsttest zur Pulsmessung

Legen Sie das Buch zur Seite und tasten Sie Ihren Puls am Handgelenk. Zählen Sie die Pulsschläge über 1 Minute. Sie werden wahrscheinlich einen regelmäßigen Puls sowie einen regelmäßigen Druck ertastet haben. In Wirklichkeit hat sich Ihr Puls über die 1 Minute mehrfach geändert. Auch Ihr Blutdruck ist in dieser Minute nicht die ganze Zeit gleich gewesen, sondern hat sich ebenfalls mehrfach geändert. Puls und Blutdruck ändern sich in Abhängigkeit von Ihrer Atmung.

EKG aufzeichnen. Die ärztliche Diagnose basierte ganz wesentlich auf der Lehre des Pulsfühlens. Die chinesische Pulsdiagnostik kannte sage und schreibe 28 verschiedene Pulsqualitäten, die bis heute in Form der traditionellen chinesischen Medizin (TCM) bekannt sind, aber nur noch von wenigen Ärzten beherrscht werden.

»Wenn der Herzschlag so regelmäßig wie das Klopfen des Spechts oder das Tröpfeln des Regens auf dem Dach wird, wird der Patient innerhalb von vier Tagen sterben.« So hat es der chinesische Arzt Wang Shu-he im 3. Jh. n. Chr. ausgedrückt. Und was wollte er uns damit sagen? Entgegen landläufiger Meinung ist ein starrer Puls ohne Schwankungen keinesfalls normal. Vielmehr schwankt bei gesunden Menschen die Herzfrequenz in Abhängigkeit von der Atmung.

Es ist gesund, wenn der Puls mit der Atmung schwankt

Wir sprechen von der »respiratorischen Sinusarrhythmie«, wenn der Puls in Abhängigkeit der Atmung unregelmäßig ist, also medizinisch gesprochen »arrhythmisch«. Es handelt sich allerdings

Herzfrequenz (= Puls) bei einem vitalen, gesunden Herzen: Bei tiefer Atmung steigt die Herzfrequenz beim Einatmen und sinkt beim Ausatmen (hier 65/Minute beim Einatmen, 40/Minute beim Ausatmen).

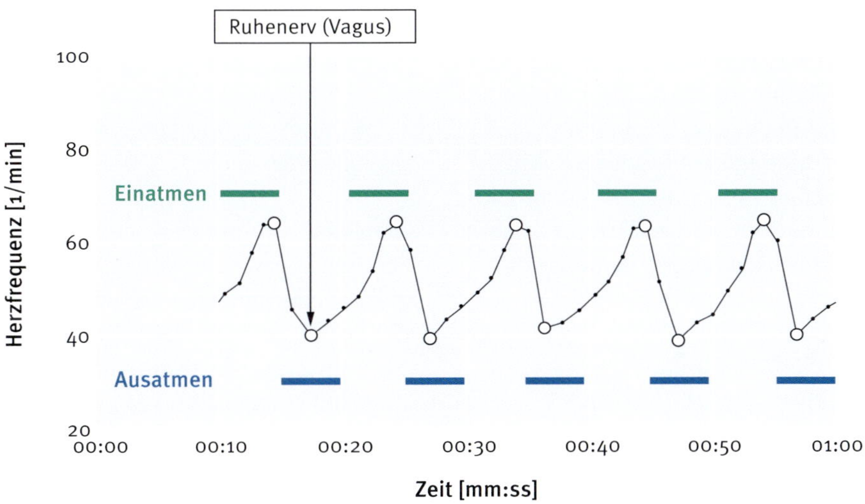

bei diesem Phänomen gar nicht um eine Rhythmusstörung, sondern um eine gesunde Antwort des Herzschlags auf tiefes Ein- und Ausatmen.

» *Beim Einatmen steigt der Puls an, beim Ausatmen verringert sich der Pulsschlag. Je größer diese Schwankungen sind, umso lebendiger, gesünder und vitaler ist unser Herz.*

Das Auf und Ab des Pulses beim Einatmen und Ausatmen wird über das vegetative Nervensystem gesteuert. Insbesondere die Verlangsamung des Pulses interessiert uns, denn sie wird über den Vagus gesteuert (Pfeil in der Abbildung, S. 23). Menschen mit einem starken Vagus haben beim tiefen Ausatmen einen besonders niedrigen Puls.

Mehr über diesen »Puls des Lebens« erfahren Sie in dem gleichnamigen Buch[2], an dem ich als Herzspezialist mitgewirkt habe. Das Buch beleuchtet dieses Thema aus verschiedenen Blickwinkeln, wie Schlafmedizin, Psychosomatik, Kardiologie und Burnout, und erklärt die wissenschaftlichen Grundlagen der Pulsdiagnostik.

Wie kommt es zu Pulsschwankungen beim Atmen?

Während Sie diese Zeilen lesen, verändern sich Ihr Puls und Ihr Blutdruck mit einem stetigen Auf und Ab. Dieses Auf und Ab im Ruhezustand ist bei Menschen ohne Herzerkrankung gesund. Es wird über den Sympathikus und den Vagus gesteuert. Der Vagus senkt den Puls, sein Gegenspieler, der Sympathikus, erhöht den Puls.

Vereinfacht kann man sagen, dass bei der Einatmung und der Ausatmung Messfühler (Sensoren) in der Aorta und der Lunge den Blutdruck und die Dehnung der Lunge aufzeichnen. Diese Sensoren haben Verbindungen zu unserem Gehirn, wo Informationen aus der Lunge und dem Kreislauf zusammenlaufen und unentwegt aufgezeichnet werden. Das Gehirn reagiert fortlaufend und automatisch, also ohne unser aktives Zutun, auf diese Veränderungen über den Sympathikus und den Vagus. In der Ausatmungsphase kommt es über den Vagus zu einem Abfall des Pulses. Der Puls folgt also dem Rhythmus der Atmung im gleichen Takt.

» *Einatmung: Puls wird schneller. Blutdruck sinkt.*
Ausatmung: Puls wird langsamer. Blutdruck steigt

Man kann sich dieses Wechselspiel als Schutzmechanismus vorstellen, um zu starke Schwankungen des Pulses und des Drucks zu vermeiden. Das vegetative Nervensystem sorgt somit dafür, dass Ihr Kreislauf stabil bleibt.

Diese atemabhängigen Veränderungen von Puls und Blutdruck bemerken wir normalerweise nicht. Nur mit einer Herzstromkurve beim Arzt (EKG) können wir diese geringen Veränderungen aufzeichnen. Die Vitalität unseres vegetativen Nervensystems können wir beim tiefen Ein- und Ausatmen durch ein EKG aufzeichnen. Je stärker die Pulsschwankungen beim Atmen sind, desto besser funktioniert das Zusammenspiel von Gas und Bremse, desto vitaler ist der Vagus.

Bei chronisch gestressten Menschen mit zu hoher Sympathikus- und zu niedriger Vagusaktivität schwankt der Puls während der Atmung nur noch ganz gering. Das vegetative Nervensystem befindet sich im Ungleichgewicht, es drohen Burnout und Bluthochdruck.

Ein Fall aus meiner Sprechstunde

Ein 45-jähriger Manager kam in meine Sprechstunde im Rahmen eines Gesundheits-Checks. Er hatte folgende Risikofaktoren: Bluthochdruck, Übergewicht, Bewegungsmangel und Diabetes. Bislang noch herzgesund.

Im Rahmen des Gesundheits-Checks habe ich die Aktivität des Sympathikus und des Vagus (siehe Abbildung a, S. 26) untersucht. Der Puls war starr, zeigte praktisch keine Änderung während tiefem Ein- und Ausatmen. Um es mit dem chinesischen Arzt Wang Shu-he auszudrücken: Der Herzschlag war so regelmäßig wie das Klopfen des Spechts oder das Tröpfeln des Regens auf dem Dach.

Die vegetative Balance war ganz klar zum Sympathikus verschoben (roter Bereich in Abbildung b). Es bestand eine vegetative Dysbalance, d. h. ein Ungleichgewicht mit einem schwachen Vagus und einem sehr starken Sympathikus. Dieses Ungleichgewicht kann zu hohem Blutdruck, Herzinfarkt oder Rhythmusstörungen führen.

Messungen der Herzratenvariabilität wie in dem obigen Beispiel des Managers werden in Deutschland nur in spezialisierten Kliniken und Praxen oder in Forschungseinrichtungen durchgeführt. Einen einfachen Selbsttest zur möglichen Stressbelastung bietet der Fragebogen von Prof. Dr. Gert Kaluza, der anhand von körperlichen, emotionalen, kognitiven und Verhaltens-Warnsignalen eine Selbsteinschätzung ermöglicht. Sie finden ihn sehr leicht zugänglich im Internet auf diversen Websites, wenn Sie nach »Stresstest Prof. Kaluza« suchen.

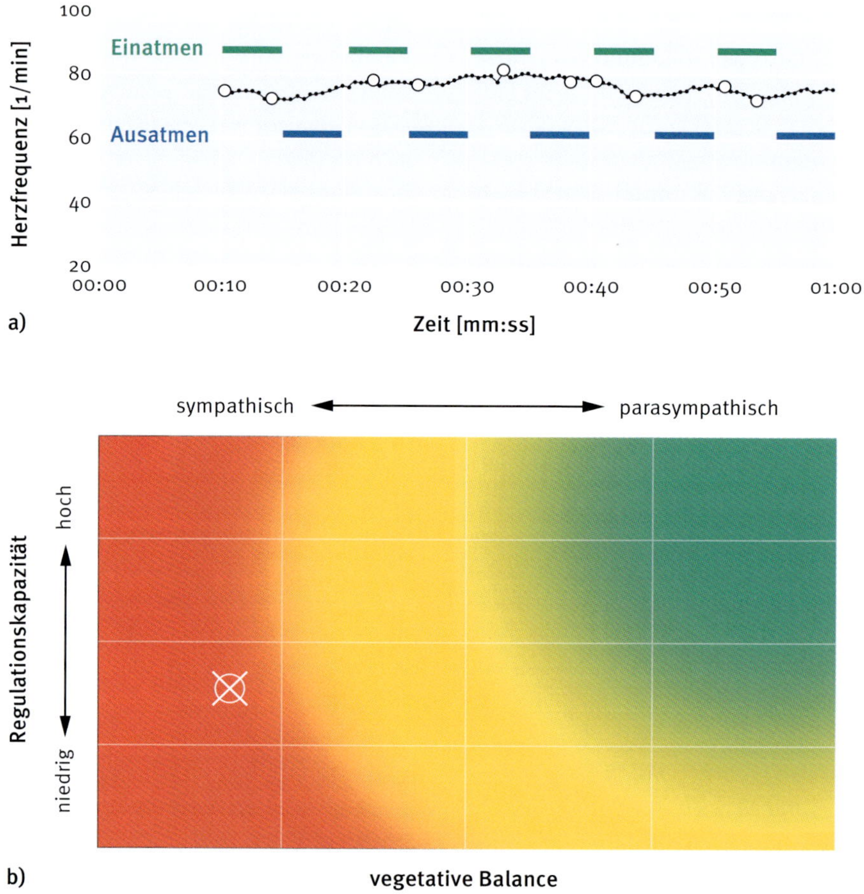

a) Anzeichen für chronischen Stress: Der Ruhepuls ist mit 80/Minute im oberen Bereich und zeigt keine natürliche Schwankung mit der Atmung. Der Vagus ist nicht mehr vital. Er kann den Puls beim Ausatmen nicht mehr senken.

b) Darstellung der vegetativen Balance bei chronischem Stress: Das Gleichgewicht ist zum Sympathikus verschoben (roter Bereich). Es besteht eine vegetative Dysbalance, d. h. ein Ungleichgewicht mit einem schwachen Vagus und einem sehr starken Sympathikus. Dieses Ungleichgewicht hat im Fallbeispiel zu Bluthochdruck geführt!

Vom Blutdruck zum Bluthochdruck

Nun geht es um das Wichtigste zum Thema Bluthochdruck und darum, wie Vagus und Sympathikus auf den Blutdruck wirken und zu Bluthochdruck führen können.

Aber zunächst wollen wir uns anschauen, wie unser Herz-Kreislauf-System eigentlich funktioniert. Um alle Körperorgane mit lebensnotwendigen Nährstoffen und Sauerstoff zu versorgen, pumpt das Herz in Ruhe ca. 70-mal pro Minute eine Menge von jeweils ca. 70 ml in die große Körperschlagader (Aorta). Das ergibt insgesamt 5 Liter Blut, die in einer Minute vom Herzen durch die Aorta gepumpt werden.

Die Hauptaufgabe der Aorta ist die Verteilung des Blutes vom Herzen über große, mittlere und kleinere Blutgefäße

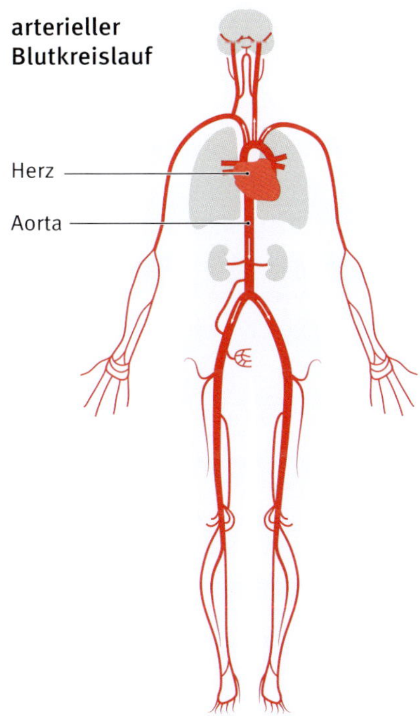

» Das Herz pumpt das Blut in die Aorta und weiter ins arterielle Gefäßsystem, das sich immer feiner verzweigt und alle Körperbereiche mit sauerstoffreichem Blut versorgt.

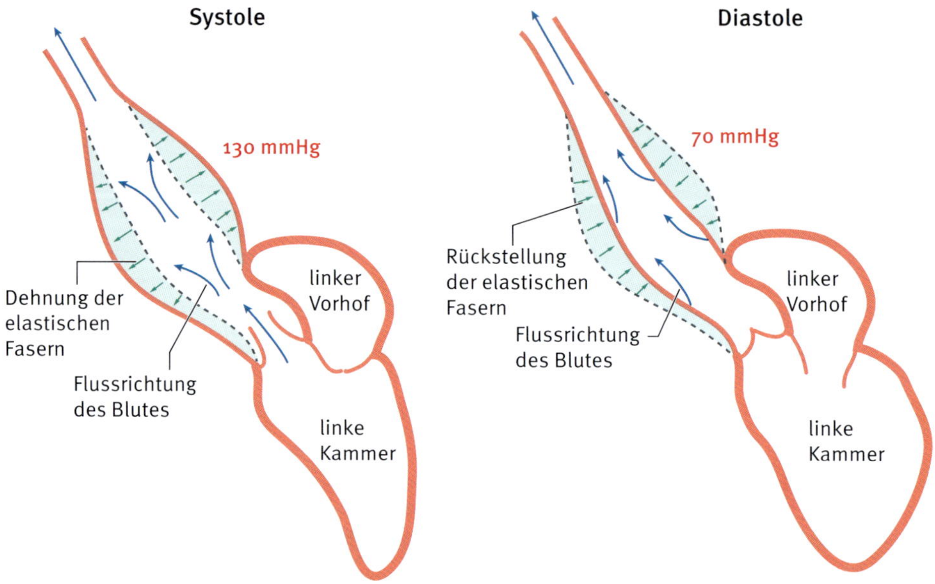

(Arterien) in alle Körperregionen. Um alle Organe gut zu versorgen, muss das Blut möglichst gleichmäßig, wie bei einem Wasserschlauch, fließen. Damit das Blut nicht nur in der Austreibungsphase des Herzens, sondern auch in der Erschlaffungsphase fließt, bedient sich die Aorta eines Tricks.

Systole und Diastole

Wie funktioniert nun die Arbeit des Herzens und der Aorta in den 2 Phasen des Herz-Zyklus? In der Austreibungsphase (Systole) pumpt das Herz ca. 70 ml Blut in die Aorta. In der Systole werden 60 % der Herzenergie dazu benutzt, das Blut in die Gefäße zu treiben. Die restlichen 40 % der Energie werden benutzt, um die elastische Aorta zu dehnen. Wie bei einem Gummiband werden diese 40 % Energie in den elastischen Fasern der Aorta gespeichert. Wenn das Blut ausgepumpt ist, sorgen die elastischen Fasern dafür, dass die Aorta sich in der Erschlaffungsphase des Herzens (Diastole) wieder zusammenzieht. Dieses Zusammenziehen, auch Windkesselfunktion genannt, sorgt dafür, dass das Blut auch während der Diastole in alle Organe fließt.

Ohne die Windkesselfunktion der Aorta würde der Blutdruck in der Erschlaffungsphase auf 0 mmHg absinken, was mit dem Leben nicht vereinbar wäre.

Normales Blutdruckprofil

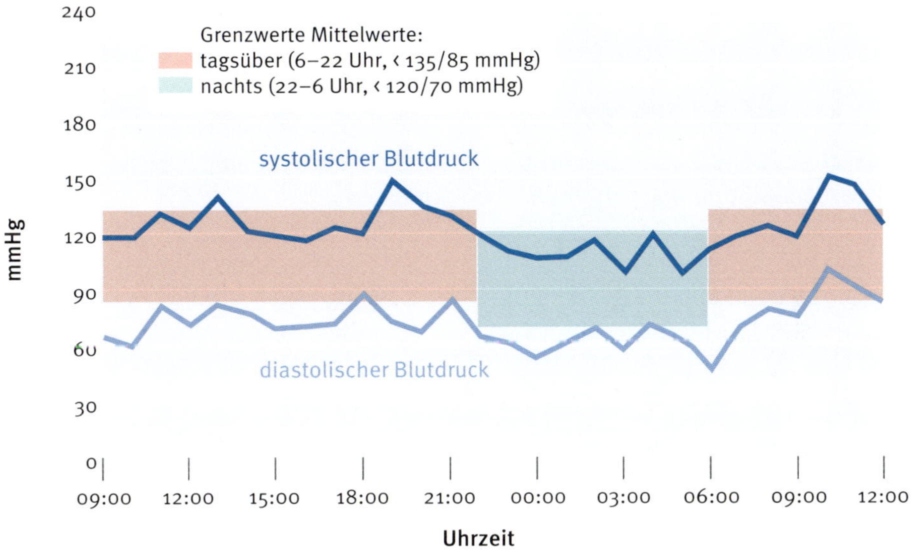

Langzeitmessung bei gesundem Blutdruck: Die Werte schwanken und liegen nachts niedriger als tagsüber; Blutdruckspitzen von z. B. 150 mmHg sind unproblematisch, solange der Mittelwert im gesunden Bereich liegt. Die Normwerte liegen tagsüber durchschnittlich unter 135/85 mmHg und nachts durchschnittlich unter 120/70 mmHg.

Oberer Blutdruckwert, unterer Blutdruckwert:

- Der Druck, der in der Austreibungsphase in den Blutgefäßen erzeugt wird, ist der obere Blutdruck, der systolische Blutdruck, auch »Herzwert« genannt.
- Nach der Systole folgt eine Phase, in der das Herz erschlafft und sich wieder mit Blut füllt; diese Phase wird als Diastole bezeichnet. Der Druck während der Erschlaffungsphase ist der untere Blutdruck (diastolischer Wert). Er wird auch »Gefäßwert« genannt.

Der Blutdruck wird in der Einheit »mmHg« gemessen, was Millimeter-Quecksilber-Säule bedeutet und sich von der ursprünglichen Messung mit einem Quecksilber-Sphygmomanometer ableitet.

Blutdruckschwankungen beim Sport sind normal

Wenn Sie regelmäßig Heimmessungen durchführen, werden Sie bemerken, dass der Blutdruck im Tagesverlauf erhebliche Schwankungen hat. Das ist gesund, da unser Herz-Kreislauf-System sich den unterschiedlichen Anforderungen in Ruhe und Belastung anpassen muss. Bei körperlichen Belastungen, wie z. B. Treppensteigen oder Sport, muss das Herz deutlich mehr Blut pumpen als unter Ruhebedingungen. Die Blutmenge steigt pro Schlag von 70 ml in Ruhe auf max. bis zu 200 ml unter Belastung. Das Herz schlägt unter Belastung auch deutlich schneller, bei jüngeren Menschen bis 180-mal/Minute. In einer Minute werden dann bei maximaler Belastung statt 5 Liter jetzt 20–40 Liter/Minute durch die Aorta gepumpt! Das stärkere Pumpen des Herzens unter körperlicher Anstrengung führt in der Austreibungsphase dazu, dass der systolische Blutdruckwert bei maximaler Anstrengung von 120 mmHg in Ruhe auf bis zu 180 mmHg und mehr ansteigen kann. Nach der körperlichen Anstrengung kommt es in der Ruhephase allmählich wieder zu einem Absinken des Blutdrucks auf die Ausgangswerte.

Wie es zu Bluthochdruck kommt

Die wichtigsten Ursachen für Bluthochdruck sind:

1. familiäre Belastung (»schlechte Gene«)
2. ungesunder Stress
3. Bewegungsmangel
4. zu salzreiche Ernährung
5. zu viel Bauchfett

Es handelt es sich bei allen Ursachen – mit Ausnahme der schlechten Gene – um Faktoren, die mit einem ungesunden Lebensstil zusammenhängen. Für die Prävention, aber auch die Behandlung von Bluthochdruck bedeutet dies, dass wir auf einen gesunden Lebensstil achten müssen.

» *Abbau von Stress, körperliches Training, gesunde Ernährung und ein normaler Bauchumfang sind sehr wirkungsvolle und einfache Mittel, um Bluthochdruck zu vermeiden oder den Blutdruck zu senken.*

Die Bedeutung von Lebensstil und Umweltfaktoren wird deutlich, wenn man Naturvölker, wie in Papua Neuguinea, Südamerika oder Kenia betrachtet. Dort ist das Problem eines hohen Blutdrucks praktisch unbekannt. Interessanterweise nehmen diese Naturvölker weniger als 1 g Salz/Tag zu sich.

Westlicher Lebensstil schadet dem Blutdruck

In dieser Studie haben amerikanische Forscher zwei Volksstämme in Venezuela untersucht, die zu den Ureinwohnern Südamerikas gehören.[3] Die Yanomami leben isoliert von der Außenwelt und ernähren sich hauptsächlich vegetarisch und salzarm durch Landwirtschaft. Im Gegensatz dazu haben die Yekwana durch einen kleinen Flughafen Kontakt zur westlichen Zivilisation und haben sich an verarbeitete, salzhaltige Nahrung gewöhnt. Dies hatte überraschende Auswirkungen auf ihre Gesundheit.

Die Forscher maßen den Blutdruck beider Gruppen und fanden heraus, dass der durchschnittliche Blutdruck der Yanomami mit 95,4 mmHg systolisch und 62,9 mmHg diastolisch niedriger war als bei den Yekwana (104,0 mmHg systolisch und 66,1 mmHg diastolisch). Zum Vergleich: Der durchschnittliche Blutdruck in den USA beträgt 122/71 mmHg.Die Blutdruckwerte der Yekwana stiegen im Laufe des Lebens immer weiter an, während die Blutdruckwerte der Yanomami unverändert blieben. Die Ergebnisse zeigen, dass schon im Kindesalter die Basis dafür geschaffen wird, wie sich der Blutdruck im weiteren Lebensverlauf entwickeln wird.

Die Ergebnisse dieser Studie zeigen, dass der Anstieg des Blutdrucks mit zunehmendem Alter nicht naturgegeben ist. Eine naturbelassene, ausgewogene Ernährung mit viel Gemüse und Obst, wenig Fleisch und Salz und vor allem dem Verzicht auf stark verarbeitete Produkte, kann dazu beitragen, die Gesundheit zu schützen. Die Forscher betonen, dass schon bei Kindern der Lebensstil kritisch betrachtet und gegebenenfalls verändert werden sollte, um einen ungesunden Anstieg des Blutdrucks zu vermeiden.

Was ist eigentlich Bluthochdruck?

Bluthochdruck ist eine Gefäßerkrankung, die durch krankhafte Veränderungen der großen (Aorta) und kleinen Gefäße gekennzeichnet ist. Die Ursachen für die Veränderungen der Gefäße liegen bei unseren Genen, kombiniert mit einem ungesunden Lebensstil. Naturvölker mit gesundem Lebensstil entwickeln häufig keinen Bluthochdruck und infolgedessen auch selten Herzmuskelschwäche oder Schlaganfälle.

Kurzzeitige Blutdruckerhöhungen, ausgelöst durch körperliche oder seelische Belastung, bedeuten nicht immer gleich Bluthochdruck. Wenn Ihr Arzt in Ruhe bei Ihnen dauerhaft erhöhte Blutdruckwerte über 140 mmHg für den oberen Wert (systolisch) misst, sprechen wir von einer systolischen Hypertonie (Bluthochdruck). Beim unteren Wert, dem diastolischen Blutdruck, bedeuten dauerhaft erhöhte Blutdruckwerte über 90 mmHg eine diastolische Hypertonie.

Wie entsteht Bluthochdruck und welche Rolle spielt Stress?

Der Sympathikus steigert den Blutdruck bei Stress durch eine Verengung der kleinen Arterien (Blutgefäße), die den Blutdruck regeln. Diese Druckgefäße sind die Stellwerke Ihres Blutdrucks. Sie

Definition Bluthochdruck

Wenn Ihr Arzt dauerhaft erhöhte Blutdruckwerte über 140 mmHg für den oberen Wert (Systole) misst, sprechen wir von einer systolischen Hypertonie. Dauerhaft erhöhte untere Blutdruckwerte (Diastole) über 90 mmHg sind ebenfalls ungesund. Wir sprechen dann von einer diastolischen Hypertonie. Für Ihre Heimwerte gelten andere Grenzwerte. Hier gelten Werte über 135 mmHg systolisch und über 85 mmHg diastolisch als erhöht.

verengen sich zunächst nur bei Stress kurz und entspannen sich schnell wieder in Ruhe. Der Blutdruck kann ohne Medikamente immer noch auf Ruhewerte gesenkt werden.

Wenn der Stress lange und dauernd anhält – krankmachender, wiederkehrender Stress ohne Regeneration –, bauen sich die Gefäße langsam um. Sie verengen sich dauerhaft und können sich nicht mehr entspannen. Dabei wird die Wand dicker und die Öffnung für den Blutstrom kleiner. Durch diesen Umbau bleibt das Gefäß dauerhaft zu eng (S. 41), der Widerstand für das Herz dauerhaft zu hoch und somit auch der Blutdruck dauerhaft zu hoch. Wir sprechen dann von einer fixierten Situation. Das bedeutet, dass es nur noch sehr schwer möglich ist, den Druck ohne Medikamente auf Normalwerte zu bringen. Die krankhaft verengten Gefäße sorgen nicht nur für Dauerhochdruck, sondern führen auch zu Mangeldurchblutung verschiedener Organe. Durch die ungenügende Durchblutung der kleinen Gefäße können Herz, Hirn, Nieren und Augen geschädigt werden. Es drohen Schlaganfall, Demenz, Impotenz, Herzversagen, Nierenversagen und Sehstörungen.

Sehr früh machen sich diese Verengungen der kleinen Gefäße an den Augengefäßen bemerkbar. Mit einem einfachen Foto von Ihrem Augenhintergrund ist es ganz unkompliziert und rechtzeitig möglich, Verengungen der kleinen Augengefäße zu erkennen und weiteren Schäden vorzubeugen.

Den Blutdruck zu Hause richtig messen

Um Ihren Blutdruck zu Hause selbst zuverlässig messen zu können, brauchen Sie ein Messgerät, das folgende Anforderungen erfüllt:

- Messung am Oberarm mit einer Ihrem Oberarmumfang angepassten Blutdruckmanschette
- automatisches Auf- und Abpumpen
- automatische Speicherung aller gemessenen Werte mit Erfassung von wöchentlichen Mittelwerten und Trends

Einstufung der selbst gemessenen wöchentlichen Blutdruckmittelwerte

Systolischer Blutdruckwert in mmHg	Diastolischer Blutdruckwert in mmHg	Bedeutung/Bewertung
120	80	Glückwunsch, das ist ein optimaler Blutdruck.
130	80	Das ist ein noch normaler Blutdruck.
130–135	80–85	Achtung: Hier handelt es sich bereits um hochnormale Werte und damit um eine nicht zu verharmlosende Vorstufe der Hypertonie. Medikamente sind in der Regel noch nicht erforderlich. Yoga-Atmung, Ausdauersport und Lebensstil-Änderungen wie gesunde Ernährung sind angesagt und können das Ansteigen auf krankhafte Werte verhindern.
135–150	85–95	Es besteht eine milde Bluthochdruckform. Häufig reichen in Abhängigkeit Ihres persönlichen kardiovaskulären Risikoprofils nicht medikamentöse Maßnahmen aus. Bei weiteren Risikofaktoren (z. B. Diabetes, Fettstoffwechselstörungen, Rauchen, erhöhtes Bauchfett) oder bereits eingetretenen Schäden an Herz, Hirn, Nieren oder Gefäßen ist eine medikamentöse Behandlung mit Blutdrucksenkern erforderlich. Bitte wenden Sie sich an Ihren Hausarzt.
150–170	95–105	Es besteht eine mittelschwere Bluthochdruckerkrankung, in Abhängigkeit von anderen Risikofaktoren ist in der Regel eine medikamentöse Behandlung angezeigt.*
› 170	› 105	Achtung: Es besteht eine schwere Bluthochdruckerkrankung, in der Regel ist eine sofortige medikamentöse Therapie angezeigt.*

*Die aber dennoch von nicht medikamentösen Maßnahmen begleitet werden sollte.

Entscheidend ist der Durchschnitt aus allen Messungen; und den bekommen Sie nur durch eine automatische Datenspeicherung und Trendanalyse heraus. Lassen Sie sich daher ein Gerät verschreiben, das die Empfehlungen der Europäischen und Deutschen Hochdruckliga zur Auswertung der Messergebnisse berücksichtigt.

Bei Rechtshändern erfolgt die Messung am linken Oberarm, bei Linkshändern am rechten. Wenn Ihr Hausarzt Seitenunter-

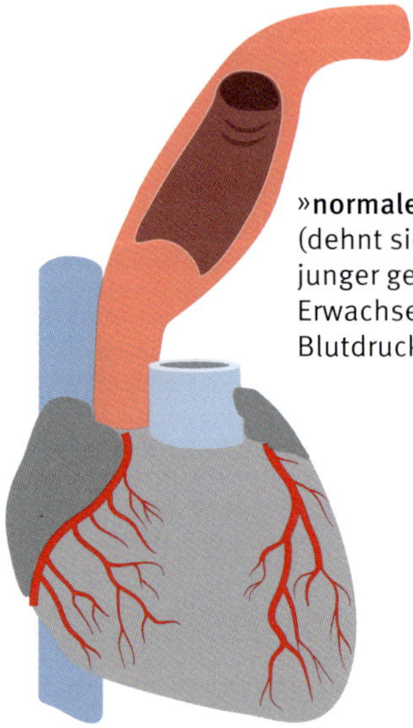

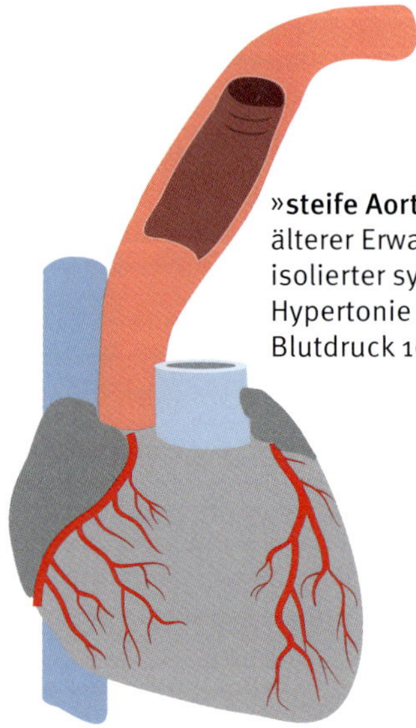

schiede festgestellt hat, so messen Sie an dem Arm mit dem höheren Wert.

So messen Sie richtig:

- Sie messen jeweils 2-mal morgens gegen 6–9 Uhr und zweimal abends gegen 18–21 Uhr; bei Einnahme von Blutdrucksenkern jeweils vor Medikamenteneinnahme.
- Sie messen im Sitzen. Sie sollten vor der Messung mindestens 1 Minute ruhig sitzen.
- Die 4 täglichen Messungen führen Sie an 7 aufeinanderfolgenden Tagen aus.
- Falls Ihr Gerät dies nicht automatisch für Sie erledigt, bilden Sie jeweils aus allen systolischen und allen diastolischen Messwerten die Mittelwerte.

Bei der isolierten systolischen Hypertonie ist die Aorta versteift und kann die »Windkesselfunktion« nicht mehr ausüben. Der systolische Wert ist zu hoch, der diastolische Wert normal.

Die von Ihnen zu Hause gemessenen Blutdruckwerte liegen in der Regel niedriger als die vom Arzt gemessenen Werte und die entsprechenden Grenzwerte für Bluthochdruck liegen bei 135 mmHg systolisch und 85 mmHg diastolisch. Die Tabelle auf S. 33 zeigt Ihnen, welche Blutdruckwerte bei Selbstmessung zu Hause optimal, normal und erhöht sind – immer bezogen auf die Mittelwerte über 1 Woche bei täglicher Messung (2-mal morgen, 2-mal abends).

Welche Form von Bluthochdruck liegt vor?

Eine Bluthochdruckerkrankung kann sich in 3 verschiedenen Formen äußern:

1. Nur der systolische Blutdruck ist erhöht, der diastolische Blutdruck ist normal. Wir bezeichnen diesen Zustand als »isolierte systolische Hypertonie«. Sie ist die häufigste Hochdruckform und tritt besonders im Alter auf.
2. Nur der diastolische Blutdruck ist erhöht, der systolische Blutdruck ist normal. Das ist eine isolierte diastolische Hypertonie. Sie tritt insbesondere bei jüngeren Menschen auf.
3. Oberer und unterer Wert sind beide erhöht. Wir sprechen von einer »systolisch/diastolischen Hypertonieform«.

Isolierte systolische Hypertonie

Sie ist die häufigste Hochdruckform und tritt insbesondere bei älteren Menschen auf. Mit zunehmendem Alter kommt es zu einer Verkalkung und einem Elastizitätsverlust der großen Körperschlagader (Aorta). Die Aorta kann sich dann nicht mehr so gut ausdehnen und auch nicht mehr so gut zusammenziehen. Da die Aorta in der Pumpphase (Herzwert) nicht mehr genug nachgeben kann, steigt der systolische Blutdruck stark an. Der diastolische Blutdruck fällt hingegen immer weiter ab, da in der Erschlaffungsphase aufgrund der fehlenden Elastizität nicht mehr genügend Blut fließen kann. Dieser Prozess wird Gefäßversteifung genannt. Eine Patientin oder ein Patient mit einer steifen Aorta hat z. B. einen Blutdruck von 160/70 mmHg. Wir sprechen in diesem Fall von einer isolierten systolischen Hypertonie (ISH).

Isolierte diastolische Hypertonie

Eine alleinige Erhöhung der diastolischen Blutdruckwerte, ohne Erhöhung des systolischen Blutdrucks, beobachten wir häufig bei jüngeren Hochdruckpatient*innen. Oft liegt die Ursache in schlechten Genen, also einer familiären Hochdruckbelastung. Seltener ist eine sekundäre Hochdruckform, wie z. B. eine schlafbezogene Atemstörung, verantwortlich (»Schnarchen«). Im Unterschied zur Altershypertonie ist diese Hochdruckform nicht durch eine Versteifung und Verkalkung der Aorta gekennzeichnet. Vielmehr liegt eine Verengung der kleinen Widerstandsgefäße vor. Es kommt zu einer Erhöhung des diastolischen Blutdrucks, auch Gefäßwert genannt. Wenn bei diesen Patient*innen die Aorta noch elastisch ist, bleibt auch der systolische Blutdruck häufig noch im Normbereich. Ein typischer Blutdruckwert bei einem solchen Patienten liegt bei 130/95 mmHg (bei Heimmessung).

Systolisch-diastolische Hypertonie

Als dritte Gruppe gibt es schließlich auch Menschen, bei denen beide Blutdruckwerte, also die Systole und die Diastole, erhöht sind, wir sprechen in diesem Fall von einer systolischen/diastolischen Hypertonie. Solche Patient*innen haben z. B. in Ruhe einen Blutdruck von

160/100 mmHg (bei Heimmessung). Diese Hochdruckform tritt z. B. bei sekundären Hochdruckformen wie Nierenschwäche auf.

Welcher Druck ist der wichtigere: Systole oder Diastole?

Die meisten Studien mit Blutdrucksenkern haben sich bis in die 1990er-Jahre fast nur mit dem diastolischen Blutdruck beschäftigt. Inzwischen weiß man aber, dass der obere Wert genauso aussagekräftig wie der untere Wert ist. Bei älteren Patientinnen und Patienten spielt häufig der obere Wert die entscheidende Rolle. Es hängt bei Systole und Diastole natürlich auch von der Dauer und vom Schwergrad des Hochdrucks ab.

Einen Wert, den wir bislang noch nicht besprochen haben, ist die »Blutdruckamplitude«. Die Blutdruckamplitude ist der Unterschied zwischen systolischem und diastolischem Blutdruck. Bei der häufigsten Bluthochdruckform, der isolierten systolischen Hypertonie des älteren Patienten, besteht in der Regel eine hohe Blutdruckamplitude. Bei den selteneren isolierten diastolischen Hochdruckformen wie z. B. 130/95 mmHg (Heimmessung) haben wir eine kleine Blutdruckamplitude. Von einer erhöhten Blutdruckamplitude sprechen wir ab einem Wert von 50 mmHg. Es sind also alle 3 Werte, nämlich die Systole, die Diastole und die Blutdruckamplitude wichtig zur Abschätzung Ihres persönlichen Herz-Kreislauf Risikos.

Bei Dauerstress ist der Sympathikus zu aktiv

Nun wollen wir uns noch einmal etwas genauer anschauen, wie und warum andauernder Stress zu Bluthochdruck führt und welche Rolle dabei Sympathikus und Vagus spielen. Während der Sympathikus den Impuls zur Energiefreisetzung gibt, sorgt sein Gegenspieler, der Vagus, für Erholung und Regeneration. Sie bemerken die Arbeit des vegetativen Nervensystems in der Regel nicht, es arbeitet selbstständig und im Hintergrund. Nur bei starker Aktivierung des Sympathikus nehmen Sie Veränderungen wahr, wie z. B. einen schnellen Puls. Wenn Sie regelmäßig Blutdruck und Puls messen, haben Sie sicher schon bemerkt, wie beide Werte bei starkem Stress ansteigen. Oder die Harnblase, die bei Menschen mit dauerhaft starkem Stress überaktiv mit häufigem Harndrang reagiert. Oder an den Pupillen, die sich bei Stress maximal weiten.

Blutdruckveränderungen durch körperliche Aktivität haben wir ja bereits kennengelernt. Ein weiteres Beispiel für situative Blutdruckveränderungen sind Blutdruckanstiege während Stresssituationen. So werden z. B. bei Autobahnfahrten kurzfristig Blutdruckwerte bis 180/100 mmHg gemessen.

Bei den stressbedingten Blutdruckerhöhungen steigt nicht nur der systolische Blutdruck (stärkeres Pumpen des Herzens in der Austreibungsphase), sondern häufig auch der diastolische Blutdruck. Bei Stress verengen sich nämlich die kleinen Blutgefäße. Diese Verengung erhöht den Widerstand, gegen den das Herz anpumpen muss, und damit steigt auch der Gefäßwert, also der diastolische Blutdruck. Ähnlich wie bei körperlichen Belastungen normalisiert sich bei stressbedingten Blutdruckerhöhungen nach Abklingen des Stresses allmählich auch der Blutdruck. Wiederkehrender, sehr häufiger Stress, ohne ausreichende Regenerationsphasen kann allerdings zu einer dauerhaften Blutdruckerhöhung führen. Das ist dann ungesund.

Gas und Bremse bei Puls und Blutdruck

Der Sympathikus verengt die Blutgefäße und erhöht den Herzschlag. Vermittler dieser Stressreaktion sind Adrenalin und Noradrenalin, die den Puls bei Stress beschleunigen von z. B. 60/Minute in Ruhe auf 120/Minute. An den Gefäßen führen die Stresshormone zu einer Verengung der kleinen Arterien. Das Zusammenwirken aus Gefäßverengung und Herzschlag ergibt den Blutdruck. Je stärker die Gefäße verengt sind desto höher ist der Blutdruck. In der Erholungsphase senkt der Vagus den Herzschlag und den Blutdruck auf normale Werte.

In der Anfangsphase, also bevor Bluthochdruck entstanden ist, kommt es in den Erholungsphasen noch zu einer Erweiterung der Blutgefäße und einem Absinken des Herzschlags. Der Blutdruck kann auf normale Werte von 120 mmHg zurückgehen. Der Puls fällt aufgrund der beruhigenden Wirkung des Vagus ebenfalls wieder auf 60/Minute.

Man muss kein Formel-1-Fahrer sein, um solche phasenhaften, stressbedingten Blutdruckanstiege zu erleben.

Ein Fall aus meiner Sprechstunde

» *Ein 45-jähriger Patient stellte sich bei mir zur Abklärung von Bluthochdruck vor. Er berichtete über deutlich erhöhte Blutdruckwerte von bis zu 180 mmHg systolisch bei seiner Selbstmessung. Auf Nachfragen, wo und wie er denn diese hohen Werte ermittelt hätte, kam folgende Antwort: »Ich habe so ein kleines Blutdruckgerät im Auto. Das Gerät liegt auf der Mittelkonsole. Wenn ich während einer Rotphase an einer Ampel halten muss, messe ich öfters mal schnell den Blutdruck.«.*

Wenn Sie immer, um im Bild zu bleiben, angespannt wie der Patient vor der roten Ampel stehen, steigt der Blutdruck dauerhaft auf Werte von 160/100 mmHg. Gleichzeitig ist aufgrund der Wirkung des Sympathikus der Ruhepuls höher, z. B. 80–90/Minute.

Wichtige Erkenntnisse aus Studien

Die Wirkung von krankmachendem Stress auf den Blutdruck wurde in zahlreichen Studien wissenschaftlich untersucht. In diesen Studien wurde der Stress nicht mit ungenauen Fragebögen, sondern mit der sehr genauen Methode der Herzratenvariabilität gemessen. In diesen Studien ergaben sich bei Messung des Vagus und Sympathikus folgende für die Entstehung des Bluthochdrucks wichtige Erkenntnisse:

- Bei Menschen mit einem gesunden Gleichgewicht des vegetativen Nervensystems bleibt der Blutdruck oft bis ins hohe Alter normal. Sie sind durch ihren starken Vagus geschützt vor Hochdruck.
- Bei gesunden Menschen mit noch normalem Blutdruck, aber schon gestörtem Gleichgewicht zwischen Sympathikus und Vagus, entwickelte sich im Verlauf der Jahre sehr häufig Bluthochdruck.
- Bei dauerhafter Blutdruckerhöhung ist das vegetative Gleichgewicht oft gestört. Häufig ist der Sympathikus erhöht und der Vagus zu schwach.
- Bei Patientinnen und Patienten mit dauerhaft gestörtem vegetativem Gleichgewicht war das Risiko für einen Herzinfarkt deutlich erhöht.

Herzratenvariabilität (HRV): Man kann mit einer speziellen EKG-Methode über wenige Minuten die Herzratenvariabilität (HRV), also das Gleichgewicht zwischen Sympathikus und Vagus, sehr genau messen. (Wer mehr zu der Methode erfahren möchte, dem sei das Buch »Der Puls des Lebens«[4] empfohlen, an dem ich als Herzspezialist mitgewirkt habe.)

Was die Nonnenstudie zeigte

Eine sehr interessante und anschauliche Studie, an der ich gerne mitgewirkt hätte, wurde in Italien gemacht. 144 Nonnen aus einem geschlossenen Benediktinerkloster wurden während 20 Jahren regelmäßig hinsichtlich ihres Gesundheitszustandes untersucht.

Dabei wurden Gewicht, Blutdruck, Cholesterin und die Nierenfunktion gemessen. Die Gesundheitsdaten der Nonnen wurden nach Abschluss der Untersuchung mit den Werten einer Normalbevölkerung von gleichaltrigen italienischen Frauen verglichen.

In seinem Artikel »Glaube, Lebensstil und Gesundheit – was wir von benediktinischen Nonnen lernen können« fasst der Berner Mediziner und Psychosomatiker Rene Hefti die Ergebnisse dieser Studie wie folgt zusammen:

»Die Nonnen-Studie hat ergeben, dass der Blutdruck bei diesen 144 italienischen Klosterfrauen über die 20 Jahre praktisch unverändert blieb, obwohl z. B. das Gewicht in ähnlicher Weise anstieg wie in der Normalbevölkerung. Wie lässt sich dieses Ergebnis erklären? Was machen diese Frauen anders? Was bestimmt ihre Lebensweise? Glaube, Lebenshaltung und Gemeinschaft. Das Lebenskonzept dieser benediktinischen Nonnen ist in der Formel »ora et labora« zusammengefasst. »Ora et labora« meint »beten und arbeiten«. Ich glaube, dass die Reihenfolge nicht zufällig ist – zuerst beten und dann arbeiten. Beten bedeutet, die Verbindung mit Gott zu suchen. Die regelmäßigen Gebetszeiten unterbrechen den Tagesablauf und helfen, sich innerlich immer wieder vom Tagesgeschehen zu lösen, Gott für Gelungenes zu danken und Schwieriges bei Gott bewusst abzuladen. Dies entlastet, »entstresst« und fördert eine vertrauensvolle Lebenshaltung. Diese nehmen die Nonnen dann auch in den Alltag mit. Das macht sie belastbarer, stressresistenter und fördert ihre Widerstandskraft (Resilienz).«[5]

Halten wir also fest: Der Blutdruck der Klosterfrauen blieb im Unterschied zur weiblichen Normalbevölkerung über 20 Jahre unverändert. Warum ist das so erstaunlich? Hierzu möchte ich Ihnen Daten aus der US-amerikanischen Framingham-Studie zeigen, die über mehrere Jahrzehnte Herz- und Kreislauferkrankungen in einer kleinen Ostküstenstadt, nämlich Framingham, untersuchte. Aus der Framingham-Studie haben wir Kardiologen gelernt, dass selbst bei gesunden Menschen mit normalem Blutdruck in der Jugend (120 mmHg) der systolische Wert mit steigendem Alter immer weiter zunimmt (z. B. auf 160 mmHg). Und bei unseren italienischen Nonnen geschah dieser »altersbedingte« – wirklich schicksalhafte? – Blutdruckanstieg nicht! Offensichtlich hatten die Nonnen durch ihren regelmäßigen Tagesrhythmus eine besondere Resilienz, also Widerstandsfähigkeit, gegen die Alterung ihrer Gefäße entwickelt.

Wie können wir diese sensationellen Ergebnisse in die kardiologische Prävention, also die Vorbeugung von Kreislauferkrankungen umsetzen?

Ich benutze dazu in meiner Präventions-Sprechstunde die Methode der Herzratenvariabilität. Entdecke ich bei Vorsorgeuntersuchungen ein gestörtes vegetatives Gleichgewicht, versuche ich, der Entstehung eines Bluthochdrucks durch Verordnung von Entspannungstechniken wie Yoga-Atmung wirksam vorzubeugen.

Was empfehle ich meinen Patient*innen mit Dauerstress? Ich könnte sie z. B. 1 Jahr ins Kloster schicken, damit sie mit »Ora et labora« ihr seelisches und vegetatives Gleichgewicht wiedererlangen. Wie wir in den nächsten Kapiteln sehen werden, hat es besonders das »Ora«, das

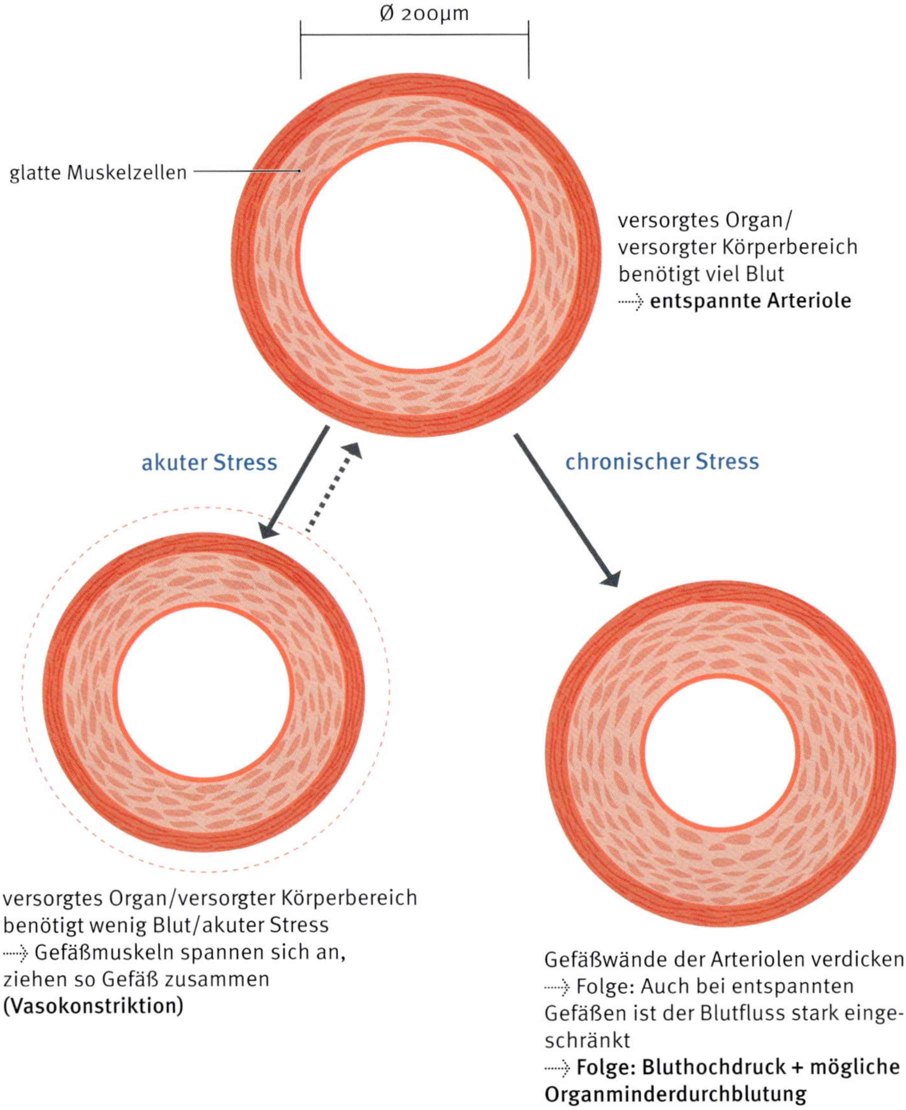

Jahrelanger Stress führt bei den kleinen Gefäßen (Arteriolen) zur Wandverdickung, was Bluthochdruck zur Folge hat.

Beten, in sich, wenn es um den Blutdruck geht. Es gibt aber neben dem Rückzug ins Kloster noch alternative, sehr wirksame Präventionsmaßnahmen wie z. B. Ausdauertraining oder Entspannungstechniken, die bereits in einem frühen Stadium einem Bluthochdruck vorbeugen können.

Dauerstress führt zu anhaltender Gefäßverengung

Was aber passiert mit dem Blutdruck, wenn meine Patient*innen nicht ins Kloster gehen und sich weiterhin Dauerstress aussetzen? Das vegetative Nervensystem erschöpft sich, kann sich nicht mehr erholen, nicht mehr zu »Ruhe und Verdauung« zurückkehren. Der Vagus ist nicht mehr vital, ist zu schwach geworden und kann nicht mehr auf die Bremse treten. In den Phasen von anhaltendem, wiederkehrendem Stress verändern sich die kleinsten Blutgefäße, die wir nur unter dem Mikroskop sehen können. Diese kleinsten Gefäße von ca. 200 µm Durchmesser sind für die Blutdruckregulation extrem wichtig. Bei Stress ziehen sie sich zusammen, der Blutdruck steigt. Bei Entspannung und Regeneration entspannen und erweitern sich die Gefäße, der Druck kehrt zum Normalwert zurück. Besteht Dauerstress, entspannen sich die Gefäße nicht mehr richtig. Ihre Wand wird dicker und sie werden dauerhaft enger. Durch diesen Umbauprozess bleibt der Blutdruck ständig erhöht. Dieser Vorgang dauert mehrere Jahre und scheint einer der Hauptverursacher für stressbedingten Bluthochdruck zu sein.

Warum ist zu hoher Blutdruck gefährlich?

Nach Berechnungen der Weltgesundheitsorganisation ist Bluthochdruck weltweit der wichtigste einzelne Risikofaktor für Tod, Krankheit und Behinderung.

Es wird geschätzt, dass Bluthochdruck für 8,5 Millionen Todesfälle weltweit jedes Jahr verantwortlich ist. Zum Vergleich: Während der Corona-Pandemie belief sich die Anzahl der Todesfälle in Zusammenhang mit dem Corona-Virus über 2 Jahre auf ca. 6,3 Millionen weltweit. Nach diesem Schock möchte ich aber zur Beruhigung betonen, dass bei rechtzeitiger Diagnose und Behandlung die meisten Patient*innen mit Bluthochdruck keine schweren Folgeschäden davontragen.

Dies sind die Stellschrauben für Folgeschäden

Die Höhe des Blutdrucks: Liegt eine chronische Blutdruckerhöhung mit dauerhaften Heimwerten über 170/105 mmHg (Schweregrad 3) vor, dann führt dies unbehandelt mit hoher Wahrscheinlichkeit zu einem hochdruckbedingten Folgeschaden.

Die Dauer der Erkrankung: Das Risiko für einen Folgeschaden steigt insbesondere dann, wenn die Diagnose Bluthochdruck zu spät gestellt wird. Viele Patient*innen aus meiner Hochdrucksprechstunde berichten, dass bereits erhöhte Blutdruckwerte bei der Musterung oder bei einem Frauenarzt, also zufällig erhoben wurden, im weiteren Leben aber nie abgeklärt oder behandelt wurden. Wenn diese Patienten dann 40 Jahre später mit hohen Werten in meine Sprechstunde kommen, dann ist die Wahrscheinlichkeit für einen Schaden deutlich erhöht.

Die erfolgreiche Behandlung: Wenn der Blutdruck durch Lebensstiländerungen oder Medikamente auf optimale Werte eingestellt wird, sinkt die Wahrscheinlichkeit für einen schwerwiegenden Schaden deutlich. Wenige Therapien in der inneren Medizin sind so erfolgreich wie die Hochdruckbehandlung: Durch eine erfolgreiche Hochdruckbehandlung kann das Risiko für einen Schlaganfall um 50 % gesenkt werden. Gleiches gilt z. B. auch für die Verhinderung einer Herzmuskelschwäche.

Ihre Therapietreue: Insbesondere bei medikamentöser Behandlung ist die korrekte und regelmäßige Einnahme von Blutdrucksenkern ganz wesentlich für den Erfolg Ihrer Behandlung. Das gilt natürlich auch für nichtmedikamentöse Maßnahmen wie Ernährung, Bewegung und Stressreduktion. Aus Studien wissen wir, dass Patient*innen, die ihre Blutdrucksenker nur unregelmäßig einnehmen, ein doppelt so hohes Risiko für Schlaganfall oder Herzmuskelschwäche haben wie solche, die alles korrekt einnehmen.

Weitere Herz-Kreislauf-Risikofaktoren: Bluthochdruck ist häufig nicht der einzige Risikofaktor. Wenn z. B. noch Stress oder Diabetes als Risikofaktor hinzukommt, dann steigt das Risiko deutlich an. Leider steigt das Risiko bei weiteren Risikofaktoren nicht gleichmäßig, sondern exponenziell, also überproportional, an. Glücklicherweise gibt es aber auch für die anderen Risikofaktoren heute sehr gute Behandlungsmöglichkeiten.

Wie Lebenserwartung und Blutdruck zusammenhängen

Interessanterweise waren es nicht Ärzte, die als Erste die Gefährlichkeit von dauerhaft erhöhten Blutdruckwerten nachgewiesen haben, sondern amerikanische Lebensversicherungen: Sie stellten bereits 1925 fest, dass die Höhe des Blutdrucks mit der Lebenserwartung zusammenhängt. Diese Statistiken werden weiterhin von den Lebensversicherungen geführt.

In der Abbildung (S. 44) ist dargestellt, wie sich der Anstieg des systolischen Blutdrucks auf das Herzinfarktrisiko bei 30- bis 59-Jährigen auswirkt. Bemerkenswert an diesen Zahlen ist die Tatsache, dass es bereits bei Werten von 120–139 mmHg systolisch (Arztmessung) nahezu zu einer Verdopplung des Herzinfarktrisikos kommt. Dieser Bereich zwischen 120 und 139 mmHg ist nach den aktuellen Definitionen der nationalen Versorgungsleitlinie Bluthochdruck noch kein Bluthochdruck, dieser beginnt nach den aktuellen Grenzwerten erst bei Werten von 140 mmHg (Arztmessung) und darüber.

Die umfangreichsten Zahlen zur Beziehung zwischen Bluthochdruck und Risiko liegen uns aus einer groß angelegten amerikanischen Bevölkerungsstudie, der Framingham-Studie, vor. In dieser Un-

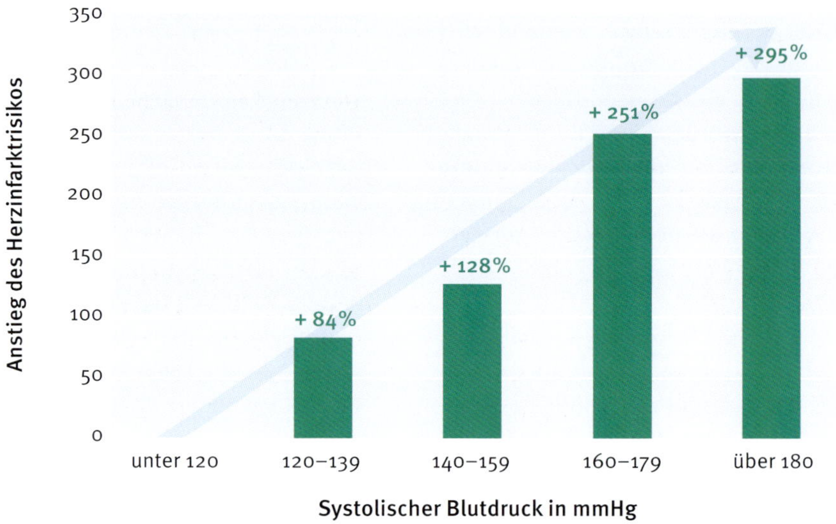

Daten basieren auf Framingham Heart Study (2014).

tersuchung wurden Einwohner der Stadt Framingham seit den 1940er-Jahren regelmäßig auf Risiken für Herz-Kreislauf-Erkrankungen untersucht. Die Studie begann mit 5209 Personen und schließt mittlerweile die dritte Generation ein – also die Enkelgeneration der ersten Studienteilnehmerinnen und -teilnehmer. Von den Teilnehmern der Studie wissen wir, dass neben dem hohen Blutdruck auch erhöhte Blutfette oder Rauchen für unsere Herzkranzgefäße extrem schädlich sind. Haben Sie neben dem Risikofaktor Bluthochdruck noch 2 weitere Risikofaktoren, so kommt es nicht nur zu einer leichten Erhöhung, sondern zu einer Verzehnfachung des Risikos.[6]

Mit dem systolischen Blutdruck steigt auch das Herzinfarktrisiko massiv an.

Welche Organe werden durch hohen Blutdruck geschädigt?

Wenn Ihr Blutdruck dauerhaft erhöht ist, Sie also an einer arteriellen Hypertonie oder Bluthochdruckerkrankung leiden, dann kann es zu Schädigungen am Herzmuskel kommen. Wir sprechen in diesem Fall von hypertensiver Herzerkrankung. Bei den Schädigungen an den großen Gefäßen sind es die Atherosklerose (Gefäßverkalkung) sowie der Elastizitätsverlust (Aneurysma), die wir beleuchten müssen.

Bei den Schädigungen der kleinen Gefäße sind neben dem Gehirn die Augen sowie die Nieren betroffen.

Folgen am Herzmuskel und Vorhofflimmern

Unser Herz muss jeden Tag eine enorme Leistung erbringen. Es pumpt täglich 9000 Liter Blut in alle Gefäße und Organe. Diese Leistung kann unser Herz auf Dauer nur erbringen, wenn es unter optimalen Bedingungen arbeitet; das ist der Fall bei einem Ruhe-Blutdruck unter 120/80 mmHg. Bei einer dauerhaften, schweren Blutdruckerhöhung z. B. von 170/100 mmHg muss das Herz permanent gegen einen zu hohen Druck pumpen. Die Folgen dieser erhöhten Belastung entwickeln sich nur allmählich und können im schlimmsten Fall zu einer Herzmuskelschwäche führen.

Die erste Folge einer zu hohen Druckbelastung des Herzens ist eine Zunahme der Muskelmasse des Herzens. Wenn Ihr Blutdruck über lange Jahre erhöht ist, kann es zu einer Verdoppelung des Herzgewichtes (normal 200 g) auf 400 g kommen (Herzmuskel-Hypertrophie = Verdickung des Herzmuskels). Ihr Arzt kann eine solche Hypertrophie z. B. im EKG oder beim Herzultraschall feststellen. Betroffene bemerken bei Herzmuskel-Hypertrophie eine Kurzatmigkeit unter Belastung.

Wird hoher Blutdruck im frühen Stadium der Hypertrophie nicht konsequent mit Blutdrucksenkern behandelt, so kann es im weiteren Verlauf zu einer allmählichen Verschlechterung der Herzleistung kommen. Es drohen das Vollbild der Herzmuskelschwäche mit Symptomen wie starker Luftnot bei alltäglichen Belastungen sowie die Gefahr des plötzlichen Herztodes.

Patient*innen mit einer Verdickung der Herzwände klagen häufig über Herzstolpern. Gründe sind Herzrhythmusstörungen, wie z. B. Vorhofflimmern oder Extraschläge (Extrasystolen).
Das Vorhofflimmern ist eine typische Folgeerkrankung von unbehandeltem Bluthochdruck. Es handelt sich um eine unregelmäßige Herzfrequenz aufgrund von abnormalen Impulsen aus verschiedenen Bereichen der Vorhöfe. Auch wenn das Vorhofflimmern nicht unmittelbar lebensbedrohend ist, kann es ohne Behandlung zu einem Schlaganfall führen. Vorhofflimmern ist eine von drei Hauptursachen von hypertensiv bedingten Schlaganfällen. Hierbei löst sich ein im linken Vorhof entstandenes Blutgerinnsel und führt in den Hirnarterien zu einer plötzlichen Verstopfung eines Gefäßes.

Eine seltene, aber sehr gefährliche Ursache eines Schlaganfalles sind Hirnblutungen. Ein höheres Risiko für Hirnblutungen besteht z. B. bei der Kombination von sehr hohen Blutdruckwerten bei gleichzeitiger blutverdünnender Therapie. An eine Hirnblutung als Ursache eines Schlaganfalles sollte man denken, wenn ein Patient z. B. einen Blutdruck von 180 mmHg systolisch hat und gleichzeitig Blutverdünner wegen Vorhofflimmern nimmt. Die wichtigste Vorbeugung gegen solche Blutungen besteht neben der korrekten Verordnung des Blutverdünners darin, dass der Blutdruck unter 130 mmHg systolisch sein sollte.

Folgen des Bluthochdrucks an den großen Gefäßen

Unsere Pumpe Herz transportiert mit jedem Schlag das Blut in die große Körperschlagader (Aorta), die Herzkranzgefäße, die Halsschlagadern, die Nierenarterien, die Bauchschlagader und die Beinarterien. Diese Arterien werden als große Gefäße des Herzkreislaufs bezeichnet. Bei einer dauerhaften, unbehandelten Blutdruckerhöhung wird die Wand dieser Gefäße auf Dauer geschädigt. Diese Schädigung spielt sich auf 2 Weisen ab:

1. Atherosklerose (Bildung von »Plaques«), auch Gefäßverkalkung genannt
2. Elastizitätsverlust der Gefäße

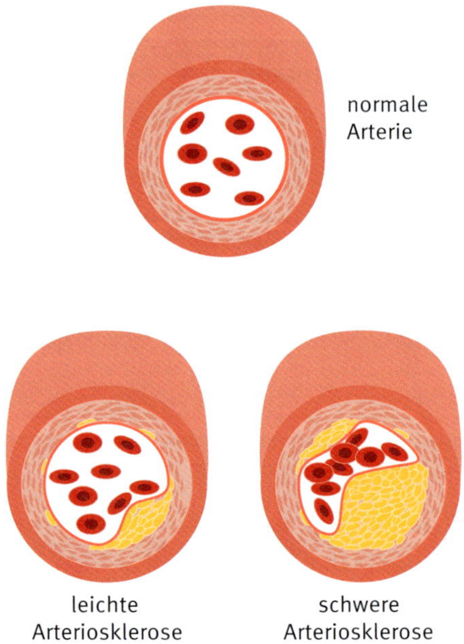

Plaquebildung in den Gefäßen, die unbehandelt im schlimmsten Fall zu einem kompletten Gefäßverschluss führen kann.

Atherosklerose: Bei der Atherosklerose handelt es sich um Veränderungen im Inneren der Gefäße. Normalerweise wird das Innere der Blutgefäße, wie z. B. der Herzkranzarterien, der Hirnarterien, der Aorta und der Beinarterien, durch eine dünne Schicht von Zellen ausgekleidet (Endothel), die das Blut von den Gefäßen trennt. Alle Gefäße in unserem Herz-Kreislauf-System werden von dieser einzelligen Lage von Endothelzellen ausgekleidet. Die Fläche des Endothels in unserem Körper beträgt ca. 4000–7000 m^2! Die Atherosklerose beginnt in dieser Endothelschicht. Durch schädigende Einflüsse, wie z. B. hoher Blutdruck, Rauchen und Fettstoffwechselstörungen, können sich u. a. über Entzündungsprozesse Plaques bilden. Diese Plaques bestehen aus verschiedenen Entzündungszellen, Kalkablagerungen und Cholesterin.

Wird die Atherosklerose zu spät erkannt und nicht behandelt, kann sich das Gefäß komplett verschließen. Mögliche Folgen sind Herzinfarkt, Schlaganfall oder mangelhafte Versorgung einer Extremität (was im schlimmsten Fall auch eine Amputation nach sich ziehen kann).

Die Atherosklerose wird oft auch als Zivilisationskrankheit bezeichnet, da unser westlicher Lebensstil mit Bewegungsarmut, ungesundem Essen und Stress eine Atherosklerose auslösen kann. Natürlich lebende Volksgruppen wie die Tsimane im bolivianischen Regenwald haben in der Regel keine Atherosklerose und infolgedessen auch so gut wie keine Herzinfarkte oder Schlaganfälle.[7] Diese Volksgruppe im Osten Boliviens lebt als Selbstversorger von der Jagd, vom Fischen, dem Sammeln von Früchten und dem Gartenbau. Die Männer bewegen sich ca. 6–7 Stunden am Tag, die Frauen 4–6 Stunden. Die meisten sind den ganzen Tag in Bewegung, sodass auf sitzende Tätigkeiten nur ca. 10% der Tageszeit entfallen. Neben der Bewegung gehören hierzu der Verzicht aufs Rauchen sowie eine gesunde Ernährung. Zum Speiseplan gehören z.B. Nüsse, Früchte, Mais und Kochbananen. Die Ernährung ist sehr fettarm und enthält so gut wie keine Transfette.

In der Folge bleiben die Gefäße der Tsimane bis ins hohe Alter jungfräulich; die Herzkranzgefäße weisen praktisch keinen Koronarkalk auf. Während in Industrieländern nur ca. 14% der Bevölkerung vollkommen frei vom Koronarkalk sind, sind dies bei den Tsimane erstaunlicherweise 85%! Bluthochdruck gibt es bei den Tsimane praktisch nicht. Die 70-Jährigen haben oft den gleichen niedrigen Blutdruck von 120 mmHg systolisch wie die Jüngeren, ihre Gefäße altern also so gut wie nicht.

Elastizitätsverlust der Gefäße (Aneurysma): Aneurysma bedeutet »Aufweitung, Erweiterung«. Die häufigste Form ist das Aneurysma der Bauchschlagader. Von einer leichtgradigen Erweiterung der Bauchaorta sprechen wir, wenn der Durchmesser 2,5–3 cm ist. Oberhalb von 3 cm sprechen wir von einem Aneurysma. Beim Aneurysma ist die mittlere Arterienschicht, die Media, betroffen. Ihre elastischen Fasern sorgen dafür, dass sich die Aorta während der Systole etwas weitet, um dann in der Diastole durch die elastischen Rückstellungskräfte wieder kleiner zu werden. Ein Aneurysma entsteht, wenn die elastischen Fasern verloren gehen und durch nicht elastische, kollagene Bindegewebsfasern ersetzt werden.

» *Bluthochdruck ist einer der wichtigsten Risikofaktoren für die Entstehung von Aneurysmen.*

Wird er nicht rechtzeitig erkannt und mit Lebensstil und Blutdrucksenkern behandelt, dann kann es zu einer zunehmenden Erweiterung der Bauchaorta kommen. Symptome treten in der Regel erst auf, wenn das Aneurysma so groß ist, dass es auf umliegende Organe drückt und z.B. Rückenschmerzen auslöst. Unbehandelt können große Aneurysmen ab einem Durchmesser von 5 cm auch platzen.

Folgen an den kleinen Blutgefäßen

Das Blut fließt vom Herzen in die große Körperschlagader, dann in die großen Blutgefäße und am Ende in die kleinsten Gefäße von Augen, Gehirn, Nieren und Beckenorganen. Da bei Bluthochdruck der Druck auch in diesen kleinsten Gefäßen permanent erhöht ist, werden auch diese Gefäße geschädigt. Sie verengen sich oder verschließen sich komplett. Mögliche Krankheitsbilder sind:

- Sehverschlechterung (kleine Augengefäße)
- Schlaganfall (kleine Gehirngefäße)
- starke Nierenschwäche bis hin zur Notwendigkeit der Blutwäsche (kleine Nierengefäße)
- bei Männern häufig Impotenz
- Demenz (kann durch Schädigungen der kleinen Hirngefäße verursacht werden)

Risikorechner der Deutschen Hochdruckliga

Auf Basis der aktuellen Empfehlungen der Fachgesellschaften zeigt der Risikorechner der Deutschen Hochdruckliga das individuelle Gesamtrisiko für eine Herz-Kreislauf-Erkrankung auf. Sie finden ihn auf der Website der Hochdruckliga.[8]

Anhaltender Bluthochdruck führt in den kleinen Blutgefäßen zu einer Verdickung der Wand und einer Verengung des Inneren (S. 41).

Wie hoch ist das persönliche Risiko?

Glücklicherweise kommt es natürlich nicht bei jedem Hochdruckpatienten zu schweren Folgeschäden. Dies liegt zum einen daran, dass die Mehrzahl der Hochdruckpatient*innen nur eine milde Form der Hypertonie hat. Zum anderen hängt das Herz-Kreislauf-Risiko nicht nur vom Blutdruck ab, sondern von weiteren Risikofaktoren.

Faktoren, die das Herz-Kreislauf-Risiko neben zu hohem Blutdruck beeinflussen:

- Risikofaktoren sind Rauchen, Fettstoffwechselstörung (zu hohe Cholesterinwerte), Familienanamnese der frühzeitigen kardiovaskulären Erkrankungen, Bauchfettleibigkeit (Bauchumfang Männer ≥ 102 cm, Frauen ≥ 88 cm), Diabetes oder Organschaden an Herz oder Gefäßen: z. B. Herzwandverdickung, Gefäßverkalkung, leichte Nierenschwäche
- bereits eingetretene Herz-Kreislauf-Erkrankung: z. B. Schlaganfall, Herzinfarkt, Koronare Herzerkrankung, Herzmuskelschwäche, Schaufensterkrankheit, fortgeschrittene, dialysepflichtige Nierenschwäche, Erweiterung der Aorta (Aneurysma)

Was tun?

Wenn der Arzt einen Bluthochdruck diagnostiziert hat, stellen sich beim Betroffenen viele Fragen:

- Gibt es Alternativen zu einer Behandlung mit Tabletten?
- Auf welche Werte sollte der Blutdruck eigentlich gesenkt werden?
- Und wie schnell sollte man mit einer medikamentösen Behandlung beginnen?

Gute Fragen! Werfen wir zunächst noch einmal einen Blick auf Ihr persönliches Risikoprofil. Ihr persönliches Herz-Kreislauf-Risiko hängt von 3 Faktoren ab:

1. Der Höhe des Blutdrucks. Je höher, desto mehr Risiko für Herz und Gefäße.
2. Weitere Risikofaktoren wie beispielsweise Diabetes, zu hohe Cholesterinwerte oder Übergewicht.
3. Bereits eingetretene blutdruckbedingte Organschäden wie Arterienverkalkung (Atherosklerose), Herzmuskelschwäche oder Nierenschwäche.

Je höher das persönliche Herz-Kreislauf-Risiko ist, desto eher sollte man mit Medikamenten behandeln. Vielleicht haben Sie bereits den genannten Risikorechner der Deutschen Hochdruckliga verwendet oder Ihr Arzt berechnet das Risiko für Sie und Sie beraten nun gemeinsam, was zu tun ist.

Nicht jeder muss sofort mit Tabletten behandelt werden. Wenn bei Ihnen ein leichter Bluthochdruck besteht, ohne weitere Risikofaktoren und Sie sich eher wenig bewegen und Übergewicht haben, kann man zunächst ohne Medikamente arbeiten. Gut geeignet wären dann Yoga-Atmung in Kombination mit einer salzarmen, gesunden Ernährung und mehr Bewegung.

» *Den meisten Menschen mit unkompliziertem und leichtem Bluthochdruck gelingt es durch einfache Maßnahmen wie Entspannungstechniken, Sport, gesunde Ernährung und Gewichtsreduktion, den Blutdruck auf normale Werte zu senken.*

Was aber, wenn nach schweißtreibenden Wochen im Fitness-Studio und täglichen Entspannungsübungen keine Besserung in Sicht ist? Wenn Ihre Werte zu Hause im Schnitt immer noch über 135/85 mmHg liegen und Sie ein erhöhtes Risiko haben? In solchen Fällen, insbesondere wenn bereits Gefahr für Herz und Gefäße droht, verordnet Ihr Arzt Ihnen einen Blutdrucksenker. Verantwortungsbewusst eingesetzt haben Sie auf Dauer mehr Nutzen als Schaden von einer Behandlung mit Blutdrucksenkern.

Besser aber Sie lassen es erst gar nicht so weit kommen, dass eine medikamentöse Behandlung erforderlich ist. Wir wollen uns in den folgenden Kapiteln anschauen, wie Sie mit Entspannungstechniken und insbesondere Yoga-Atmung den Gang zur Apotheke vielleicht vermeiden können.

Meditieren statt Pillen

Wir wissen nun, dass ein übermächtiger Sympathikus eine der Hauptursachen für Bluthochdruck ist. Doch wie lassen sich Sympathikus und Vagus wieder ins Gleichgewicht bringen?

Die Aktivität des Sympathikus und des Vagus wird zentral im Gehirn gesteuert. Aus diesem Grund sind Meditationstechniken so wirkungsvoll, um wieder in die vegetative Balance zu kommen. Sie setzen an der Wurzel des Übels an, nämlich in den Gehirnregionen, die für die Stressverarbeitung zuständig sind. Welche Hirnregionen das sind und wie dadurch Sympathikus und Vagus beeinflusst werden, lernen wir in diesem und dem Kapitel »Was tut unser Gehirn beim Meditieren?« (S. 115). Eine ideale Ergänzung zu Lebensstilmaßnahmen wie gesunde Ernährung oder Ausdauersport sind östliche, meditative Entspannungstechniken wie transzendentale Meditation oder Yoga-Atmung. Letztere ist für uns deutlich leichter zu erlernen. Yoga-Atmung ist natürlich auch Meditation. Das Meditationsobjekt ist ganz einfach die Atmung selbst.

Wenn Sie Sport mit Yoga-Atmung kombinieren, bremsen Sie den Sympathikus mit doppelter Kraft. Hierzu ein Beispiel aus meiner Praxis.

Ein Fall aus meiner Sprechstunde

» *Eine 61-jährige Lehrerin wurde nach einem Herzinfarkt 2010 von mir gemeinsam mit meinem Kollegen Prof. Jordan aus der Psychokardiologie im Rahmen einer Rehabilitation betreut. Es wurden eine Angststörung sowie erhöhter Herzstress diagnostiziert. Der erhöhte Herzstress wurde als einer der Hauptrisikofaktoren bei unserer Patientin erkannt. Während der kardiologischen Rehabilitation haben wir ihr empfohlen, neben täglichem Ausdauersport Yoga-Atmung zu praktizieren. Nach der Entlassung aus unserer Reha-Klinik machte sie dann zu Hause täglich 1 Stunde Sport (Joggen, Radfahren) sowie täglich 20 Minuten Yoga-Atmung mit Biofeedback (Qiu-Methode, S. 123).*

Ich habe bereits während der Rehabilitation mittels der Methode der Herzratenvariabilität (HRV, S. 38) die Aktivität von Vagus und Sympathikus sowie die vegetative Balance ermittelt. In der folgenden Abbildung zeige ich Ihnen die spannenden Ergebnisse.

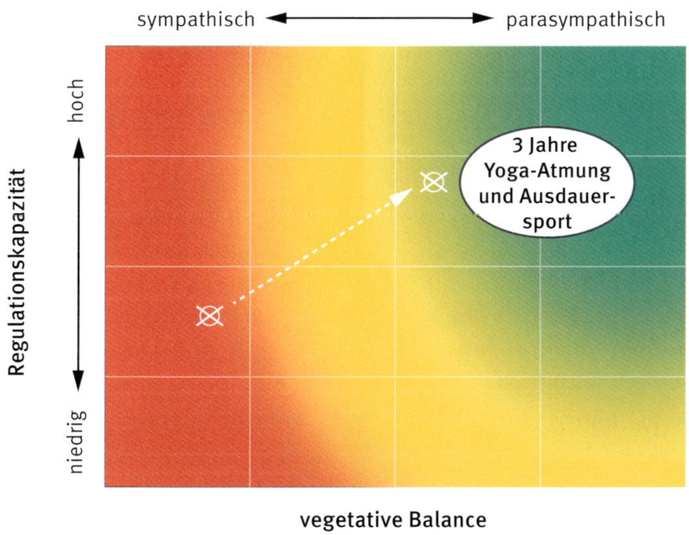

Bei der HRV-Messung während der Rehabilitation zeigt sich im Jahr 2010 noch eine ausgeprägte vegetative Dysbalance mit Überwiegen des Sympathikus (linkes Kreuz im roten Stressbereich).

Nach 3 Jahren zeigt sich ein deutlicher Stressabbau. Das Kreuz ist in den grünen Bereich gewandert: mit einer ausgeglichen vegetativen Balance und Überwiegen des Vagus nach 3 Jahren Yoga-Atmung und Ausdauersport.

Was können Sie aus der Krankheitsgeschichte meiner Patientin für sich selbst lernen und mitnehmen?

1. Krankmachender Stress ist ein bedeutender Risikofaktor für die Koronare Herzerkrankung und den Herzinfarkt. Prof. Jordan sagte seinen Patient*innen, dass »ein erhöhter Stress für die Herzkranzgefäße so gefährlich wie eine Schachtel Zigaretten pro Tag« sei.
2. Die Wirkung der Yoga-Atmung auf den Blutdruck setzt bei regelmäßigem Training bereits nach wenigen Wochen und Monaten ein. Ein sichtbarer Effekt auf den Herzstress setzt häufig erst verzögert nach mehreren Jahren ein.

Studien zu Meditationseffekten

Es gibt neben dem Ausdauertraining und der Yoga-Atmung noch eine ganze Reihe von anderen Methoden zum Abbau von Stress. Von der Schulmedizin wurden diese Techniken lange Zeit als »Esoterik« belächelt, aber inzwischen findet das ganzheitliche »Heilen mit dem Geist« immer mehr Anhänger bei Patienten und auch bei Ärzten. »Es ist der Geist, der sich den Körper baut«, so schrieb schon der deutsche Dichter Friedrich von Schiller. Dem examinierten Arzt Schiller standen 1799 allerdings noch nicht die modernen Untersuchungstechniken der Neurowissenschaften wie Hirnstrommessung (EEG) oder Magnetresonanztomografie (MRT) zur Verfügung.

Die Psychologin Dr. Britta Hölzel untersuchte die neuronalen Mechanismen der Achtsamkeitsmeditation mittels MRT am Bender Institute of Neuroimaging, Universität Gießen, sowie an der Harvard Medical School in Boston und der Charité in Berlin. Mit dem EEG untersuchte eine zweite Forschungsgruppe US-amerikanischer Wissenschaftler die Hirnströme von buddhistischen Mönchen, die mehr als 10.000 Stunden meditiert hatten.[9]

Was waren zusammenfassend die wichtigsten Ergebnisse der beiden Forschungsgruppen? Wie schon Schiller vermutet hatte, konnten sie tatsächlich die heilende und angstlösende Wirkung von Meditation auf das Gehirn mittels EEG und MRT nachweisen. Besonders interessant sind in diesem Zusammenhang die MRT-Befunde. Mit dieser Technik können Hirnforscher nachweisen, dass sich das Gehirn aufgrund krankmachender, aber auch heilender Einflüsse ständig anpasst. Dieser Anpassungsprozess wird als »Neuroplastizität« bezeichnet. So konnte die Arbeitsgruppe von Britta Hölzel nachweisen, dass nach einem 8-wöchigen Meditationstraining sich in einer »Hippocampus« genannten Hirnregion strukturelle Veränderungen im Sinne von Heilung zeigten (S. 119).[10] Dieses Hirnareal ist bei der Stressregulation, Gedächtnisvorgängen, Konzentration, Aufmerksamkeit, Motivation und Lernvorgängen beteiligt. Darüber hinaus bestehen enge Verbindungen des Hippocampus zum vegetativen Nervensystem. Es scheint also so, dass wir ähnlich wie beim Krafttraining unser Gehirn durch Meditation trainieren können. Durch dieses Gehirntraining kommt es zu Anpassungsprozessen (Neuroplastizität) in Hirnregionen, die auf die Stressbremse treten.

Die Dauer und die Intensität der Entspannungstechniken scheinen in direktem Zusammenhang zu den neuroplastischen Veränderungen zu stehen. Je nach Intensität ist ein Effekt auf die Neuroplastizität nach ca. 3–6 Monaten zu beobachten. Die Intensität pro Woche lag in Studien bei ca. 2–3 Stunden.

Der Vagus als Bindeglied zwischen Seele und Körper

Weitere Forschungsgruppen auf dem gesamten Globus haben eindeutig bestätigt, dass durch die Seele erstaunliche Selbstheilungskräfte des Körpers aktiviert werden können. Unser Körper besitzt somit eine Hausapotheke, mit der Stress und hoher Blutdruck ohne den Gang zur Apotheke behandelt werden können. Das entscheidende Bindeglied zwischen Seele und Körper – so der Freiburger Psychiater Prof. Thomas Schläpfer – sei mit »hoher Wahrscheinlichkeit der Vagus-Nerv«.[11] Techniken wie Meditation und Yoga-Atmung sind in der Lage, den Vagus auf Dauer zu stärken. Eine Stärkung des Vagus führt neben der Blutdrucksenkung auch zu einer Besserung von Depression und Angststörungen.

Auch bei Betroffenen mit Atherosklerose der Herzkranzgefäße wirkt Meditation. Meditierende Patient*innen bekommen vermutlich weniger Herzinfarkte. Entspannungstechniken wie die Achtsamkeitsmeditation werden inzwischen sogar von kardiologischen Fachgesellschaften zur Therapie von Bluthochdruck und Vorbeugung von Herzinfarkt empfohlen. Auch in Rehabilitationskliniken behandeln wir zusammen mit unseren Psycholog*innen Stress-Patient*innen nach Herzinfarkt mit Meditation und Atem-Biofeedback.

Studie zur vorbeugenden Wirkung transzendentaler Meditation

Die transzendentale Meditation zur Vorbeugung von Kreislauferkrankungen war Gegenstand einer Studie von Prof. Robert Schneider von der Maharishi Universität in Iowa/USA. In der 2012 veröffentlichten Studie konnten durch transzendentale Meditation Schlaganfall und Herzinfarkt um 48 % gesenkt werden.[12] Wie Prof. Schneider in einem Interview anlässlich der Jahrestagung der Deutschen Hochdruckliga erläuterte, waren in seiner Studie 2 Faktoren für die Senkung von Herzinfarkt und Schlaganfall verantwortlich.

1. Die Studienteilnehmer mit transzendentaler Meditation empfanden deutlich weniger Ärger und Stress.
2. Es kam über die 5-jährige Beobachtungszeit ohne zusätzliche Medikamente zu einer dauerhaften Blutdrucksenkung.

Wie Prof. Schneider in dem Interview betonte, gehören neben einer gesunden Ernährung und einem Bewegungsprogramm auch ein gutes Stressmanagement zu den nicht medikamentösen Behandlungsmethoden von Bluthochdruck. Obwohl die transzendentale Meditation in der Studie von Prof. Schneider hochwirksam war und erstaunlicherweise nach 5 Jahren noch 66 % der Studienteilnehmer die transzendentale Meditation noch immer regelmäßig einmal pro Tag praktizierten, ist diese Entspannungsmethode jedoch mit einem sehr hohen Aufwand verbunden. So musste die Technik der transzendentalen Meditation (TM) zunächst in einem Kurs von ca. 12 Stunden Dauer unter Anleitung eines ausgebildeten TM-Trainers erlernt werden. Darüber hinaus erfolgten regelmäßige Auffrischungssitzungen durch den ausgebildeten Trainer mindestens einmal pro Monat. Über 5 Jahre wurde TM von den Studienteilnehmern jeweils 2-mal 20 Minuten/Tag praktiziert.

Sie werden mir sicher zustimmen, dass es viel Disziplin und Organisationstalent braucht, um täglich 40 Minuten Meditationstraining über 5 Jahre durchzuhalten. Doch was sind die Alternativen? Mit welcher Technik kann ich ohne viel Schulung und mit einem vertretbaren Aufwand die gewünschten gesundheitsfördernden Ergebnisse erzielen?

Bei der Meditation kommt es unter anderem darauf an, dass Sie ein Meditationsobjekt haben. Dies können z. B., wie in manchen Traditionen, Meditationssilben oder -sätze (sogenannte Mantras) sein wie das bekannte »Om«. Die langsame Atmung eignet sich sehr gut als alternatives Meditationsobjekt, da sie keinen religiösen Bedeutungsgehalt hat und relativ einfach zu erlernen ist. Über die Verbindung von Messfühlern in der Lunge mit Zentren im Gehirn werden vegetative Erregungen reguliert und der Blutdruck herunterreguliert.

» *Langsame Atemtechniken sind integraler Bestandteil von Yoga und finden sich auch in der Zen-Tradition sowie christlichen Exerzitien (geistlichen Übungen).*

Egal ob Yoga, TM, Achtsamkeit, Autogenes Training, Meditation, Progressive Muskelrelaxation oder Mantragesänge. Alle Techniken werden von langsamem Entspannungsatmen begleitet. Obwohl es hierzu keine mir bekannten wissenschaftlichen Daten gibt, funktionieren diese Entspannungstechniken wahrscheinlich nur in Kombination mit langsamem, tiefem Atmen. Das langsame Atmen scheint somit der kleinste gemeinsame Nenner aller Entspannungstechniken zu sein.

Letzteres mag der Grund dafür sein, dass Psychotherapeuten wie Prof. Thomas Loew, Leiter der Abteilung Psychosomatik und Psychotherapie am Universitätsklinikum Regensburg, zur Behandlung von stressassoziierten Erkrankungen wie Hypertonie oder Burnout die langsame Atmung als wichtigsten Therapiebaustein ansehen. In einem Interview anlässlich seines neuen Buchs »Langsamer atmen, besser leben« gibt er zu bedenken, es »sei das Problem bei östlichen Entspannungstechniken wie TM, dass uns westliche Menschen diese ausgeklügelten Techniken oft überfordern«.[13] Prof. Loew schlägt zur Entschleunigung langsames 4711-Atmen vor.

Entschleunigte Atmung – 4711-Atmung

Was meint Prof. Loew mit 4711-Atmung?

- 4 Sekunden einatmen
- 7 Sekunden ausatmen
- mindestens 11 Minuten auf diese Weise pro Tag atmen

Wie Prof. Loew in seinem Buch »Langsamer atmen, besser leben« darlegt, wird durch diesen langsamen Atemrhythmus die Gehirntätigkeit nachweislich positiv beeinflusst, wie Hirnstrommessungen mittels EEG gezeigt hätten.[14] Das langsame Atmen wirke im Gehirn da, wo Stress- und Ruhenerv gesteuert werden. Es komme zu einer allgemeinen Beruhigung mit Herunterfahren von Blutdruck und Herzschlag. Die Wirkung durch das langsame Atmen sei nach Aussagen des Psychosomatikers vergleichbar effektiv wie ein Blutdrucksenker oder ein angstlösendes Mittel. Neben Raucherentwöhnung, Panikattacken, Essanfällen, Lungenerkrankungen sei der Bluthochdruck die wichtigste Erkrankung für die Anwendung der 4711-Atmung.

Auch Krankenkassen haben, angeregt durch diese Forschungstätigkeiten, Yoga-Atemtechniken zur Entschleunigung in ihre Kundenprogramme aufgenommen. So empfiehlt z. B. die Technikerkasse die 4711-Atmung nach Prof. Loew als Entspannungstherapie.

Die langsame Atmung als Hausmittel gegen Stress und Angst ist in Ritualen und Gebräuchen vieler unterschiedlicher Kulturen und Religionen gut verankert. Langsame Atmungsrhythmen sind z. B. durch das Singen bestimmter Lieder oder durch Gebete in ähnlichen Rhythmen verpackt. Bekannt sind z. B. im Hinduismus »Mantras«, also Worte oder Wortfolgen, die wiederholt aufgesagt, gedacht oder gesungen werden. Sie sind zentraler Bestandteil des Meditierens und sollen den Geist in Einklang mit dem Universum oder einer Gottheit bringen.

Die Yoga-Atmung beruhigt Herzschlag und Blutdruck

Die Wissenschaftler Prof. Luciano Bernardi von der Universität Padua und Prof. Peter Sleight (Universität Oxford) finden in den 1990er-Jahren während eines Sabbaticals von Prof. Sleight in Norditalien zusammen, um gemeinsam über

Stress und Kreislauffunktion zu forschen. Sie wollen die Wirkung von Gebeten, Mantras und Yoga-Atmung auf die Herzratenvariabilität, also den Herzstress, untersuchen. Durch Zufall stoßen sie auf einen komplett unerwarteten Befund. Sie zeichnen beim Vorlesen des Rosenkranzgebetes (Ave Maria) und beim Aufsagen von Mantras die Atmung zufällig mit auf. Zu ihrer Überraschung geht aus den Atemaufzeichnungen hervor, dass sowohl beim Ave Maria als auch bei den Hinduversen die 4711-Atmung von Prof. Loew auftaucht.

Automatisch und vollkommen unbewusst haben die Studienteilnehmer in eine Yoga-Atmung von rund 6 Atemzügen/Minute umgeschaltet, während ihre unbewusste Spontanatmung rund 14 Atemzüge/Minute betrug. Auch die beruhigende Wirkung auf Herzschlag, Blutdruck und Kreislauf sind für die kontrollierte Yoga-Atmung die gleiche wie beim Ave Maria und den Mantras. Das Rosenkranzgebet, so Prof. Sleight und Prof. Bernardo, stelle nicht nur eine religiöse Praxis dar, sondern sei darüber hinaus bei täglicher Anwendung eine nebenwirkungsfreie Therapie zur Stressbewältigung und Blutdrucksenkung. Die Autoren vermuten, dass die ähnlichen Charakteristika und Wirkungen von Rosenkranzgebet und Mantras kein Zufall seien, die Meditation gleichsam im Deckmäntelchen eines Gebets daherkomme. Die historische Verbindung zwischen Ave Maria und Meditationstechniken erstrecke sich über indische Yogameister, tibetanische Mönche, Araber und schließlich die Kreuzfahrer, die dieses Ritual – so die Hypothese – in Europa einführten.[15]

» *Wenn wir 4 Sekunden einatmen und 6 Sekunden ausatmen, praktizieren wir eine entschleunigte Atmung mit 6 Atemzügen/Minute.*

Die 10-Sekunden-Taktung von langsamer Atmung und ihre Wirkung auf kardiovaskuläre Rhythmen sind nicht nur beim Ave Maria und Mantras zu finden, sondern auch in der Musik. Eine weitere Studie der gleichen Arbeitsgruppe zeigte, dass Musik mit einer 10-Sekunden-Rhythmik, über das vegetative Nervensystem vermittelt, vermutlich einen direkten Effekt auf kardiovaskuläre Rhythmen hat.[16] Sie könnte somit unabhängig von musikalischer Vorbildung oder persönlichen Vorlieben in der Kardiologie insbesondere zur Blutdrucksenkung therapeutisch genutzt werden.

Interview zum entschleunigten Atmen

Nun führe ich ein spannendes Gespräch mit Ines Mikisek, die Führungskräfte- und Gesundheitscoach sowie Yoga-Lehrerin ist und auch den Übungsteil geschrieben hat.

Ohne darüber nachzudenken, machen wir als Erwachsene ca. 12–15 Atemzüge pro Minute (sogenannte Atemfrequenz). Pro Atemzug atmen wir einen halben Liter Luft ein und wieder aus, dieser Wert wird als »Atemzugvolumen« bezeichnet. Pro Minute atmen wir also 7,5 Liter ein und aus (dieser Wert ergibt sich aus der Multiplikation von Atemfrequenz und Atemzugvolumen). Pro Stunde sind das 450 Liter und über den gesamten Tag mehr als 10.000 Liter. Unsere Lunge funktioniert dabei wie ein Blasebalg, ganz selbstverständlich und unermüdlich. Das Atmen geht, ähnlich wie die Herzaktion, automatisch und wird über das vegetative Nervensystem vom Hirnstamm gesteuert. Beim entschleunigten Atmen im Rahmen einer Entspannungsübung können wir unsere Atemfrequenz willkürlich auf 7–8 Atemzüge pro Minute absenken. Geübte können eine Absenkung auf nur 4 Atemzüge pro Minute erreichen, ohne dass es zu einer Sauerstoffmangelsituation kommt.

Frau Mikisek, wieso ist Ihnen das Thema Atmung so wichtig?

Ich war als Kind ständig krank. Ich hatte chronische Bronchitis und mehrere Asthmaanfälle. Beim Sport konnte ich oft nicht richtig mithalten. Ich war blass und mager. Der Wille war bei mir jedoch schon immer stärker als das Hinnehmen von Grenzen. Während meiner letzten Kur, ich war 15, gingen wir jeden Morgen laufen. Es gab die deutlich kürzere »Asthmarunde« und die »normale Runde«. Bei der normalen Runde waren zwei Pausen eingeplant. Ich lief, trotz Asthma, nach viel Überzeugungsarbeit des Pflegepersonals, die normale Runde. Ich lief sie ohne Pause. Was mir damals noch nicht wirklich bewusst war, ich aber intuitiv tat: den Körper zu fordern, ohne ihn zu überfordern. Ganz sanft die eigenen Grenzen durch beharrliche Übung zu verschieben. So spielte Sport schon sehr früh in meinem Leben eine wichtige Rolle. Sportliche Leistungen sind nur möglich, wenn wir genügend Energie zur Verfügung haben. Und Energie erhält unser Körper durch Wasser, Nahrung und Sauerstoff. Der Atem bzw. die richtige Atmung ist damit essenziell. Noch heute fällt mir die vollständige Ausatmung schwerer als die Einatmung. Ich »röchle« beim Schlafen. Das Problem bei Asthmatikern ist, dass sie ihre Lunge nicht vollständig entleeren können. Infolgedessen können sie bei der darauffolgenden Einatmung nicht genügend frischen Sauerstoff aufnehmen. Das merke ich auch beim Praktizieren von Yoga. Doch durch regelmäßige Atemübungen, Meditation und sportliche Betätigung in unterschiedlichen Herzfrequenzbereichen bin ich inzwischen in einer Verfassung, in dem mein Asthmaspray auch mal über 12 Monate in der Schublade ohne einen einzigen Einsatz liegt.

Wie viele Atemzüge pro Minute machen wir während dieses Interviews? Ist unsere Atemfrequenz während dieses Interviews höher, als wenn wir uns in Ruhe entspannen?

Ein Interview ist für die meisten Menschen eine aufregende Situation. Für mich auch. Zudem sprechen wir miteinander. Beides beeinflusst die Atmung und die Zahl der Atemzüge. Meine unkontrollierte Ruheatmung liegt bei etwa 7 Atemzügen pro Minute. Wenn ich meine Aufmerksamkeit auf die Atmung bringe und bewusst langsam und kontrolliert atme, kann ich dies weiter reduzieren. Ohne dass ich gerade mitgezählt oder auf die Uhr geschaut hätte, würde ich schätzen, dass meine aktuelle Anzahl an Atemzügen bei 9 oder 10 liegt.

Die meisten Atemzüge machen wir automatisch, also komplett unbewusst. Aus diesem Grunde machen sich die meisten Menschen keine Gedanken über die richtige Atmung. Wie atme ich richtig?

Das ist eine schwierige Frage. Ich denke nicht so gerne in »richtig« oder »falsch«. Vielmehr sollte die Frage lauten, mit welcher Atemtechnik ein bestimmtes Ziel erreicht werden kann. Beispielsweise komme ich morgens vor 7 Uhr nur schwer aus dem Bett (vor 5 Uhr ist wiederum kein Problem, aber wer möchte schon gerne vor 5 Uhr aufstehen?!). Mit einem kleinen Trick gelingt es mir jedoch besser, wenn es meine Termine nicht anders zulassen, trotzdem gut in den Tag zu starten – und das ganz ohne Kaffee! Ich mache das Fenster weit auf – egal wie kalt es draußen ist – und setze mich dann aufrecht ins Bett – und ziehe je nach Wetterlage die Bettdecke wieder bis unters Kinn. Dann mache ich einige sehr wirksame Yoga-Atemübungen. Am besten hilft mir zum Wachwerden die Feueratmung.

In unserer hektischen Welt, in der viele von Stress oder gar Dauerstress geplagt sind, ist vor allem die tiefe Bauchatmung hervorragend. Sie wirkt entspannend und revitalisierend. Der Ruhenerv (Parasympathikus) wird aktiviert. Der Herzschlag verlangsamt sich. Der Blutdruck senkt sich. Entspannung setzt ein.

Was ist der Unterschied zwischen Brustatmung und Bauchatmung?

Im Wachzustand atmen die meisten Erwachsenen in den Brustkorb, während wir im Schlaf in den Bauch atmen. Warum ist das so? Bei der Bauchatmung ist nur ein geringerer Teil der Atemmuskulatur aktiv. Bei der Brustatmung müssen vermehrt die Zwischenrippenmuskeln arbeiten. Dies ist notwendig, wenn wir maximal viel Sauerstoff in unsere Lungen befördern wollen. Daher ist vor allem bei Belastungen die Brustatmung enorm wichtig. Die Brustatmung wird daher auch oft als Sekundäratmung bezeichnet, da sie dann genutzt werden sollte, wenn der Sauerstoff, der durch die Bauchatmung, welche als Primäratmung bezeichnet wird, in den Körper gelangt, nicht mehr ausreicht. Idealerweise wird sie mit der Bauchatmung kombiniert, um mehrere Atemräume zu nutzen.

Was leider im Alltag jedoch passiert, ist, dass viele Erwachsene nur noch die Brustatmung verwenden. Dies hat unterschiedlichste Gründe: vom Schönheitsideal »flacher Bauch«, über zu enge Kleidung, bis hin zu ständigem Sitzen, bevorzugt über der Tastatur, dem Mobiltelefon oder über dem Lenkrad hängend, bei dem der Bauch nicht genügend Spielraum hat. Insbesondere in Situationen von Überforderung, Angst oder Stress verfallen viele in die flache Brustatmung. In vereinzelten Situationen wäre das nicht weiter bedenklich, dauerhaft kann dies jedoch zu Herzkrankheiten und Bluthochdruck führen.

Darum ist es so wichtig, die Bauchatmung wieder zu erlernen. Hier kann der Körper entspannen, voll mit Sauerstoff versorgt werden und zusätzlich gönnen wir unseren Organen noch eine schöne innere Massage!

Ist beim entschleunigten, langsamen Atmen die Einatemphase genauso lang wie die Ausatemphase?

Bei gesunden Menschen ist das Verhältnis zwischen Einatmung und Ausatmung etwa 1:2. Das bedeutet also, dass die Ausatmung etwa doppelt so lange dauert wie die Einatmung. Viele Menschen atmen deutlich zu flach, vor allem Menschen mit chronischem Stress. Sie sind gar nicht mehr gewöhnt, ihre Lungen vollständig mit Luft zu füllen. Daher kann es hilfreich sein, bei entschleunigten Atemübungen zunächst einen Zwischenschritt über gleichförmiges Atmen, also dem Angleichen der Länge der Einatmung an die Länge der Ausatmung, zu gehen. Für viele ist es sehr ungewohnt, wieder die kleinsten Lungenbläschen mit Sauerstoff zu füllen. Wenn es in der Atmung eine gute Basis (vollständig gefüllte Lungen) gibt, dann kann im nächsten Schritt die Länge der Ausatmung kontinuierlich ausgeweitet werden. Hat man so beispielswiese mit einem 4:4-Atemrhythmus begonnen, kann über ein 4:6- zu einem 4:8-Verhältnis gelangt werden (und damit wieder beim natürlichen 1:2 – nur mit schön gefüllten Lungen). Mit weiterem regelmäßigen Training kann dies gerne bis zu 4:12 oder gar, für besonders Geübte, bis 4:16 erweitert werden. Die Ausatmung ist hier deshalb so wichtig, da diese grundsätzlich die Entspannungsphase unterstützt. Grundsätzlich deshalb, weil der Entspannungs-Effekt vom sogenannten »Presseffekt« überlagert werden kann. Wenn man durch eine zu lange Ausatmung zu sehr pressen muss oder gar Panik bekommt, nicht mehr genügend Luft zur Verfügung zu haben, dann schlägt der entspannende Effekt der langen, kontrollierten Ausatmung schnell ins Gegenteil um. Wie so oft im Leben, ist also das richtige Maß auch hier von essenzieller Bedeutung.

Bei vielen östlichen Entspannungstechniken ist die langsame, entschleunigte Atmung ein wichtiges Übungs- und Therapieelement. Wirken östliche Entspannungstherapien auch ohne entschleunigte Atmung?

Ja und nein. Das ist ein bisschen so wie mit den nach oben gezogenen Mundwinkeln und dem Gut-gelaunt-Sein. Wenn ich gut gelaunt bin, sind meine Mundwinkel tendenziell nach oben gezogen. Wenn ich lange genug meine Mundwinkel nach oben ziehe, bekomme ich auch bessere Laune. (Also auf zum Lach-Yoga!) Durch entschleunigte Atmung kann ich also die Wirkung der Entspannungstherapie unterstützen, durch die Entspannungstherapie entschleunigt sich umgekehrt auch die Atmung. Verbinde ich beides miteinander, habe ich einen wunderbaren Synergieeffekt.

Wie tief kann ich meine Atemfrequenz als Ungeübter absenken und welche minimale Atemfrequenz erreicht ein Yoga-Lehrer?

In der Yoga-Philosophie heißt es, dass jedem Menschen eine Anzahl von Atemzügen mitgegeben wurde. Der Mensch lebt, bis diese verbraucht sind. Es gibt Berichte über Yogis, die ihren Atem und ihren Herzschlag auf Null abgesenkt haben. Yoga ist eine über 5000 Jahre lange Tradition – Überlieferungsfehler möchte ich an dieser Stelle also nicht ausschließen. Letzten Endes ist jeder Mensch anders. Die physiologischen Voraussetzungen sind unterschiedlich: Nasenlöcher unterschiedlich groß, das Lungenvolumen differiert, die Anzahl der Lungenbläschen weicht voneinander ab usw. Manches kann trainiert werden, anderes nicht. Dabei sind kleinere, kürzere Atemübungen wirkungsvoller als unregelmäßige. 5 Minuten jeden Tag kann sich jeder Zeit nehmen. 5 Minuten jeden Tag können einen enormen Effekt erzielen.

In seinem Buch »Langsamer atmen, besser leben« empfiehlt Prof. Loew die 4711-Atmung, also 4 Sekunden einatmen, 7 Sekunden ausatmen und 11 Minuten dieses Prinzip durchhalten. Ist das für Ungeübte schwierig und fangen sie besser mit höheren Atemfrequenzen an?

Ich halte das für Ungeübte als sehr ambitioniert! Insbesondere 11 Minuten können sehr lange sein. Wie bereits erwähnt, ist der Grat zwischen Entspannung und Überforderung schmal. Lieber mit einer höheren Atemfrequenz, z. B. 3:6 oder 4:6 beginnen und sich nur 3 Minuten vornehmen. Wenn ich das eine Woche lang jeden Tag geübt habe, kann ich in der nächsten Woche die Dauer auf 5 Minuten steigern. Wenn das auch gut geht, dann kann ich für die dritte Woche die Länge der Ausatmung für 1 Sekunde länger werden lassen. Wichtig dabei ist, dass der Atem die ganze Zeit fließt und nicht ins Stocken gerät.

In unserer gemeinsam durchgeführten Studie zum Einfluss von langsamer Atmung mit einem Atemtakter auf den Blutdruck hatten die teilnehmenden Hochdruck-Patient*innen zu Beginn der Übung eine Atemfrequenz von 14 pro Minute. Auf welche Atemfrequenz konnten die Teilnehmer während des gerätegeführten Atmens ihre Atemfrequenz absenken?

Von einigen Probanden war ich total überrascht, wie gut die Absenkung – auch ohne Vorerfahrungen – funktioniert hat. Ein Proband übt regelmäßig Yoga, bei ihm war die Absenkung überhaupt kein Problem. Eine Probandin war Sängerin, bei ihr war ich sehr erstaunt, wie große Schwierigkeiten ihr die Absenkung bereitete. Durchschnittlich konnten die Probanden zum Ende der Übungssequenz ihren Atem auf 5½ Atemzüge pro Minute absenken. Innerhalb des kurzen Zeitraumes, den wir zur Verfügung hatten, ist das ein fantastisches Ergebnis!

Wir haben während der langsamen Atemübung einen Blutdruckabfall von ca. 10 mmHg beobachtet, und das, obwohl einige Teilnehmer durch das langsame Atmen etwas gestresst schienen. Wie waren Ihre Beobachtungen während der Studie?

Die Einweisungen, die ich für die Studie durchgeführt habe, sind immer unter dem Vorbehalt zu sehen, dass die Beobachtung die Wirklichkeit beeinflusst. So war einigen Probanden die Nervosität deutlich anzumerken. Bei anderen legte sich diese während des einführenden Smalltalks ziemlich schnell. Daher ist es gut, dass die eigentlichen Übungen in einem geschützten Raum durchgeführt wurden, in dem kein Beobachter anwesend war. Dennoch können Beobachtereffekte auftreten (die Probanden wissen, dass die Daten für eine Studie verwendet werden; die Probanden wissen, dass die Daten verglichen werden; die Probanden wissen, dass vor der Tür Personen warten, etc.). Ein weiterer Faktor ist, dass wir uns dazu entschieden haben, die Atemübungen im Sitzen durchzuführen. Die Wahl fiel auf die sitzende Position, da diese alltagstauglicher ist und das Gerät für das Biofeedback so besser in Sichthöhe verwendet werden konnte. Für die entspannende Wirkung der Atmung selbst, und den damit verbundenen Effekt auf den Blutdruck, ist die Rückenlage die vorzuziehende Körperposition. Entspannung tritt hier durch die Körperlage besser ein und zudem ist die Bauchatmung in dieser Position einfacher durchzuführen.

Nach Beendigung der Übung wurde der Atem-Taktgeber ausgeschaltet. Dennoch atmeten die Teilnehmenden in fast der gleichen Frequenz weiter. Wie erklären Sie sich die Fortführung des langsamen Atmens, obwohl die Übung zu Ende war und kein Taktgeber mehr die niedrige Atemfrequenz vorgab?

Das ist ja gerade das Wunderbare an den Atemübungen! Auch wenn ich nur 5 Minuten jeden Tag übe, so »merkt« sich das der Körper. Langsam geht das bewusste Umlernen der Atmung in unser Unterbewusstsein über. Die autonome (unbewusste) Atmung verändert sich. Und die Effekte, die wir erzielen wollen, werden noch ganzheitlicher und wirkungsvoller. Das ist wie beim Sport und der Muskulatur. Die Muskeln verschwinden nach dem Training nicht unmittelbar, sondern machen einen stärker und ausdauernder im Alltag und für das nächste Training. Nur muss man regelmäßig trainieren, da sich die Muskeln ansonsten wieder zurückbilden.

In Ihren Yoga-Gruppen sind viele Teilnehmende, die dies aus sportlichen Gründen machen. Gibt es auch gesundheitliche Aspekte, die jemanden zum Yoga führen? Wie häufig spielt dabei der Abbau von Stress eine Rolle?

Ich selbst habe aus gesundheitlichen Gründen mit Yoga begonnen. Am häufigsten klagen Teilnehmende in meinen Yoga-Klassen über Rückenschmerzen. Einige hatten bereits einen Bandscheibenvorfall. Verkürzungen und Verhärtungen sind weitere häufig vorkommende körperliche Beschwerde. Ich finde es gut, dass viele Ärztinnen und Ärzte inzwischen ihre Patient*innen zum Yoga schicken. Eine kleine Warnung an dieser Stelle – »Yoga-Lehrer*in« ist kein geschützter Begriff. Bitte informieren Sie sich deshalb vorher gut, in welche Kurse und zu welchen Lehrer*innen Sie gehen.

Über psychische Themen wird meistens geschwiegen. Diese Faktoren begegnen mir primär in meinen Einzelstunden. Das könnte allerdings auch daran liegen, dass ich nicht nur als Yoga-Lehrerin, sondern auch als Coach arbeite. Diese beiden Aspekte lassen sich zum Thema Stress, Konzentrationsstörungen, Schlafprobleme usw. wunderbar miteinander verbinden.

Wie viele Einheiten pro Woche und über welchen Zeitraum benötige ich, um einen nachhaltigen Effekt auf meinen Stress zu bemerken?

Ich fürchte, dass es nicht so einfach ist. Atemübungen können und sollten ein Bestandteil einer ganzheitlichen Strategie sein, um den Stress besser in den Griff zu bekommen. Wenn ich allerdings alles andere genauso weiter mache, wie bisher, dann sollte ich auch nicht überrascht sein, wenn sich auch bei täglichen Übungseinheiten nichts verändert. Weitere Dinge, die neben Atem- und Entspannungsübungen beachtet werden sollten, sind eine Umstellung der Ernährung, regelmäßige Bewegung – bevorzugt an der frischen Luft –, lernen, sich abzugrenzen bzw. »Nein« zu sagen, und wieder in Kontakt mit den eigenen Bedürfnissen zu kommen, um diese besser in den Alltag zu integrieren. Das übergeordnete Ziel ist damit, Stressoren zu reduzieren und Ressourcen zu stärken. Es ist so einfach gesagt und so schwierig etwas dagegen getan. Trotzdem sage ich es: Jeder ist selbst für den eigenen Stress verantwortlich. Denn Stress entsteht im Kopf. Ändern Sie sich, ändert sich der Stress. Also seien Sie mutig, experimentieren Sie. Und wagen die Veränderung.

**Frau Mikisek,
vielen Dank für das Gespräch.**

Einblicke in unser Atemorgan: die Lunge

Bevor wir im nächsten Kapitel zur Praxis, den Atemübungen kommen, wollen wir noch unser Atemorgan und die Vorgänge rund ums Atmen ein wenig vorstellen.

Die Atmung hat für unser Leben eine zentrale Bedeutung: Sie ist unsere wichtigste Nahrungsquelle. Wie der Herzschlag begleitet uns die Atmung von der Geburt bis zum Tode. Da die Atmung ein unwillkürliches Geschehen ist, nehmen wir sie die meiste Zeit gar nicht wahr.

Im Zustand körperlicher Ruhe machen wir normalerweise 12–15 Atemzüge/Minute. Dies geschieht vollkommen automatisch, ohne dass wir uns dafür bewusst anstrengen müssen. Bei jeder Einatmung wird unser Körper mit frischer, sauerstoffreicher Luft versorgt. Bei jeder Ausatmung wird verbrauchte, kohlendioxidreiche Luft wieder ausgeatmet. Wenn wir uns körperlich anstrengen, wird die Atmung tiefer und schneller, weil wir mehr Sauerstoff brauchen. Sie merken dies z. B. beim Treppensteigen oder bei sportlichen Aktivitäten. Die Atmung hat aber nicht nur diese lebensnotwendigen Funktionen, sie ist auch Ausdruck und Basis unserer Gefühle, Stimmungen und Befindlichkeiten. Negative Stimmungen wie Angst oder Stress führen zu einer schnellen, flachen Atmung. Dies geschieht z. B. im stressigen Alltag, in dem wir oft zu flach und zu hektisch atmen. Diese hektische Atmung führt dazu, dass unser Körper nicht genügend Sauerstoff bekommt, und stresst obendrein unser vegetatives Nervensystem. Umgekehrt geht die Atemfrequenz herunter, wenn wir entspannt sind. Die Atmung ist aber auch Grundlage für Stimme und Sprache. Der Klang der Stimme wird auch stark durch unsere Atemfunktion mitbestimmt und ist Spiegel der inneren Befindlichkeit. Schließlich wird bei den verschiedenen Atmungsformen (Zwerchfellatmung,

Flankenatmung und Brustkorbatmung) der gesamte Körper mit bewegt und massiert, wie z. B. Brustorgane und Bauchorgane.

Wie ist die Lunge aufgebaut?

Welchen Weg nimmt der Atem? Beim Einatmen gelangt die Luft durch den Mund oder durch die Nase weiter in die Luftröhre und die großen und kleinen Atemwege (Bronchien). Über die Bronchien gelangt die Luft zu den Lungenbläschen, den Alveolen. In den Alveolen findet der lebenswichtige Austausch der Atemgase Sauerstoff (O_2) und Kohlendioxid (CO_2) statt.

Schauen wir uns die Atmungsorgane und den Atmungsapparat einmal genauer an. Zu den oberen Atemwegen gehören die Nasenhöhle, die Mundhöhle und der Rachen; zu den unteren Atemwegen gehören der Kehlkopf, die Luftröhre und als wichtigstes Atmungsorgan die Lunge.

Die Lunge besteht aus einem rechten und einem linken Lungenflügel, die wiederum in 3 (rechts) und 2 (links) Lungenlappen unterteilt sind. Die Lunge hat die Form eines umgedrehten Baumes. Der Stamm dieses Baumes besteht aus der Luftröhre und teilt sich dann weiter in große, kleine und sehr kleine Äste auf, die als Bronchien und Bronchiolen bezeichnet werden. Die Äste dieses Lungenbaums dienen nur dem Transport der Luft und sind mit einer Matte aus Millionen von Flimmerhärchen ausgekleidet. Diese Matte von Flimmerhärchen hat die Aufgabe, die Atemwege zu reinigen, vor eindringenden Fremdkörper zu schützen, und dient dem Transport von Sekreten aus den unteren Atemwegen.

Unsere Lunge hat etwa 300 Millionen Alveolen – mit einer Oberfläche von ca. 100–150 m². Über diese große Oberfläche kann der optimale Austausch von Sauerstoff und Kohlendioxid stattfinden. Die Wände der Alveolen sind so dünn, dass wir sie nur mit einem Mikroskop erkennen können (1 µm), und sind mit einem sehr feinen Netzwerk von Blutgefäßen (Kapillaren) bedeckt. In diesem Bereich findet der eigentliche Gasaustausch zwischen Atemluft und Blut durch die selbstständige Durchmischung (Diffusion) statt. Sauerstoff diffundiert aus den Lungenbläschen in die Kapillaren und kann dann durch die Blutgefäße zu einzelnen Geweben und Organen transportiert werden (Abbildung S. 66). Als Abfallprodukt im Stoffwechsel entsteht Kohlendioxid, welches ebenfalls durch das Blut zur Lunge und zu den Lungenkapillaren transportiert wird. Über die Kapillaren diffundiert Kohlendioxid in die Lungenbläschen und kann mit der Ausatemluft aus dem Körper entfernt werden.

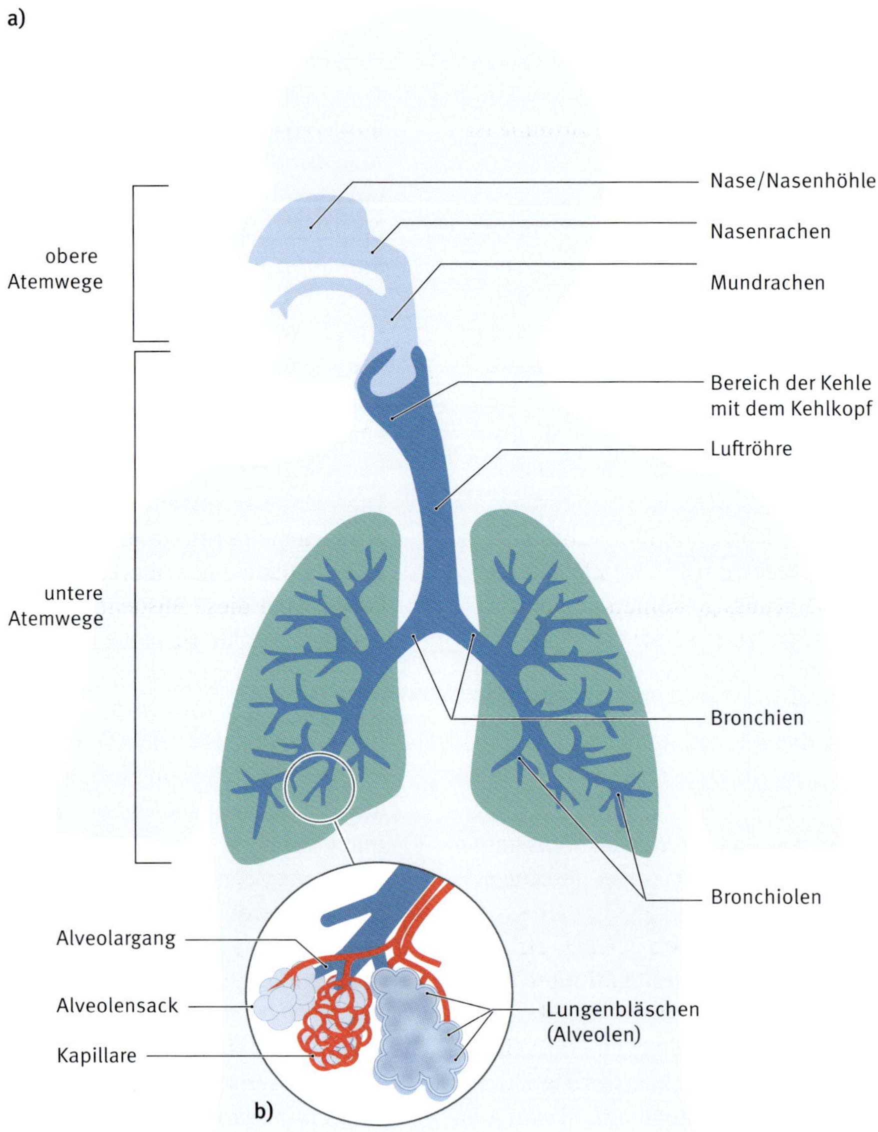

Gawehn S. Erste Hilfe für Lunge und Bronchien. Stuttgart: TRIAS; 2022

a) Der Aufbau der Lunge.

b) Über die Lungenbläschen (Alveolen) findet der Gasaustausch auf einer Fläche von über 100 m² statt.

Die Atmung kann autonom oder willentlich gesteuert werden

Kommandozentrale für die Atmung ist unser Gehirn, genauer gesagt, das Atmungszentrum im Hirnstamm (S. 115). Die Taktgebung funktioniert vollkommen automatisch über das autonome Nervensystem, das auch weitere Körperfunktionen wie Herzfrequenz oder Verdauung steuert. In den Blutgefäßen befinden sich Messfühler, die den Sauerstoff- und Kohlendioxidspiegel rund um die Uhr messen und diese Information an das Atmungszentrum weiterleiten. Ist zu viel Kohlendioxid im Blut, erhöht das Atmungszentrum die Atemfrequenz und das überschüssige Kohlendioxid kann vermehrt über die Lunge abgeatmet werden. Bei zu geringer Kohlendioxidkonzentration im Blut sinkt dagegen die Atemfrequenz.

Wir können unsere Atmung aber auch willentlich beeinflussen. Ein Extrembeispiel dafür ist das Apnoe-Tauchen. Apnoe-Taucher tauchen ohne Pressluftflasche und ohne zu atmen bis zu 125 Meter tief. In diesen Minuten ohne Atmung steigt das Kohlendioxid im Blut massiv an und würde normalerweise sofort zu einem starken Atemreflex führen. Apnoe-Taucher können sich diesen Atemreflex bewusst abtrainieren und entwickeln so eine unglaubliche Macht über ihren Atem. Auch bei der Yoga-Atmung gewinnen wir Macht über unseren Atem, indem wir z. B. bewusst nur 6 Atemzüge/Minute machen.

Warum Bauchatmung besser als Brustatmung ist

Zurück zur Atem-Mechanik. Damit unsere Atmung richtig funktioniert, ist ein kompliziertes Zusammenspiel von verschiedenen Muskelgruppen erforderlich. Bei der Einatmung unterscheiden wir zwischen Brustatmung und Bauchatmung. Bei der Brustatmung wird über die Muskeln zwischen unseren Rippen der Brustkorb angehoben, was zu einer Vergrößerung des Brustraumvolumens führt und damit zu einer Ausdehnung der Lunge. Über diese Ausdehnung der Lunge entsteht ein Unterdruck und die Luft wird dadurch in die Lunge eingesaugt. Bei alleiniger Brustatmung gelangt nur eine kleine Menge an Luft pro Atemzug (Atemzugvolumen) in die Lunge. Wir müssen deswegen bei alleiniger Brustatmung viel häufiger und hektischer atmen. Aufgrund ihrer Arbeitshaltung im Sitzen und aufgrund von Stress atmen viele Menschen überwiegend über die ungesunde Brustatmung.

Bei der Bauchatmung zieht sich unser größter Atemmuskel, das Zwerchfell, zusammen. Das Zwerchfell ist eine große Muskel- und Sehnenschicht, die unterhalb der Lunge liegt und den Brustkorb und die Bauchhöhle vollständig trennt. Wenn unser größter Atemmuskel, das

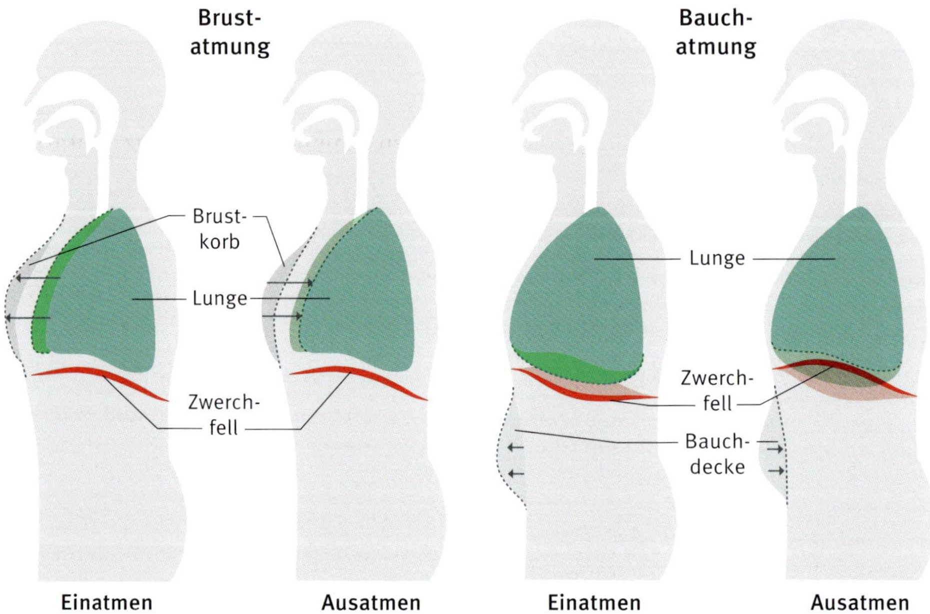

Zwerchfell, sich anspannt, sinkt es nach unten und erweitert entsprechend unsere Brusthöhle. Die Lunge dehnt sich ganz weit aus, wodurch ein Unterdruck im Brustkorb entsteht. Durch diesen Unterdruck kann die Luft automatisch und passiv in die Lunge eindringen. Bei der Zwerchfellatmung können wir wesentlich höhere Atemzug-Volumina erzeugen, was eine ruhige Atmung mit niedrigeren Atemfrequenzen ermöglicht. Beim Ausatmen entspannt sich die Atemmuskulatur und das Volumen des Brustraumes und damit auch der Lunge nehmen ab. Hierdurch entsteht ein Überdruck in der Lunge, sodass die kohlendioxidreiche Luft über die Atemwege nach außen entweichen kann. Dieser Prozess ist normalerweise passiv und mühelos. Bei bewusster, langsamer Atmung können wir diesen Vorgang unterstützen, indem wir über unsere Bauchmuskulatur das Zwerchfell aktiv nach oben drücken und dadurch eine verstärkte Ausatmung erzeugen.

Bei der Brustatmung bekommen wir viel weniger Luft in unsere Lunge als bei der Bauchatmung.

Wie arbeiten Atmung und Kreislauf zusammen?

Ein wichtiger Aspekt bei der Yoga-Atmung ist das Zusammenspiel von Atmung und Herzkreislauf. Diese Interak-

Wir atmen täglich 10.000 Liter Luft ein und aus

Hier noch ein bisschen Atem-Physiologie in Zahlen und Fakten: Jeder Mensch macht täglich ca. 20.000 Atemzüge – ganz automatisch. Bei jedem dieser Atemzüge atmen wir als erwachsener Menschen normalerweise 0,4–0,5 Liter ein und wieder aus (das sogenannte Atemzugvolumen). Wenn wir von einer Ruhe-Atemfrequenz von 12–15 Atemzügen/Minute ausgehen, werden somit pro Minute ca. 6–7 Liter Luft ein- und wieder ausgeatmet. An einem Tag wird unsere Lunge also von fast 10.000 Liter Luft durchströmt!

tion findet im Hirnstamm und in höher gelegenen Hirnregionen statt. Vereinfacht gesprochen geht es darum, dass die Ausdehnung der Lunge beim Einatmen über Messfühler in der Lunge registriert wird, die Impulse zum Atemzentrum im Hirnstamm und zu höher gelegenen Hirnregionen schicken. Zusätzliche Informationen über den Blutdruck erhält das Gehirn über den Baroreflex-Rezeptor, einen Messfühler in der Aorta. Dieser Sensor registriert im Sekundentakt den Blutdruck in den Gefäßen und leitet diese Information an die Kreislaufzentren im Gehirn weiter. Eine gesunde Blutdruckregulation hängt somit ganz wesentlich von einem empfindlichen und gesunden Baroreflex ab.

Ein optimales Zusammenspiel zwischen Atmung, Herzfrequenz, Blutdruck und Durchblutung der Gefäße scheint bei einer Atemfrequenz von 6/Minute stattzufinden. Erkennbar wird das langsame Schwingen dieser atemgeführten Rhythmen an dem Auf und Ab der Herzfrequenz und des Blutdrucks, welche bei optimaler Synchronisation in exakt dem gleichen Rhythmus verlaufen wie die Atmung.

Wie langsames Atmen den Blutdruck senkt

Langsame Atemtechniken mit dem Ziel der Entspannung sowie diverser gesundheitsfördernder Effekte werden seit tausenden von Jahren praktiziert und tradiert. Ausgehend von Befunden, die als eine wesentliche Ursache des Bluthochdrucks eine vegetative Dysbalance zwischen Vagus und Sympathikus identifiziert haben, wurde der Einfluss von langsamer Atmung auf das vegetative Nervensystem sehr eingehend untersucht.

So untersuchte z. B. eine kanadische Arbeitsgruppe 2019 bei jungen Menschen mit normalem Blutdruck den Einfluss des langsamen Atmens auf das sympathische Nervensystem. Die Aktivität des Sympathikus wurde mit einer speziellen,

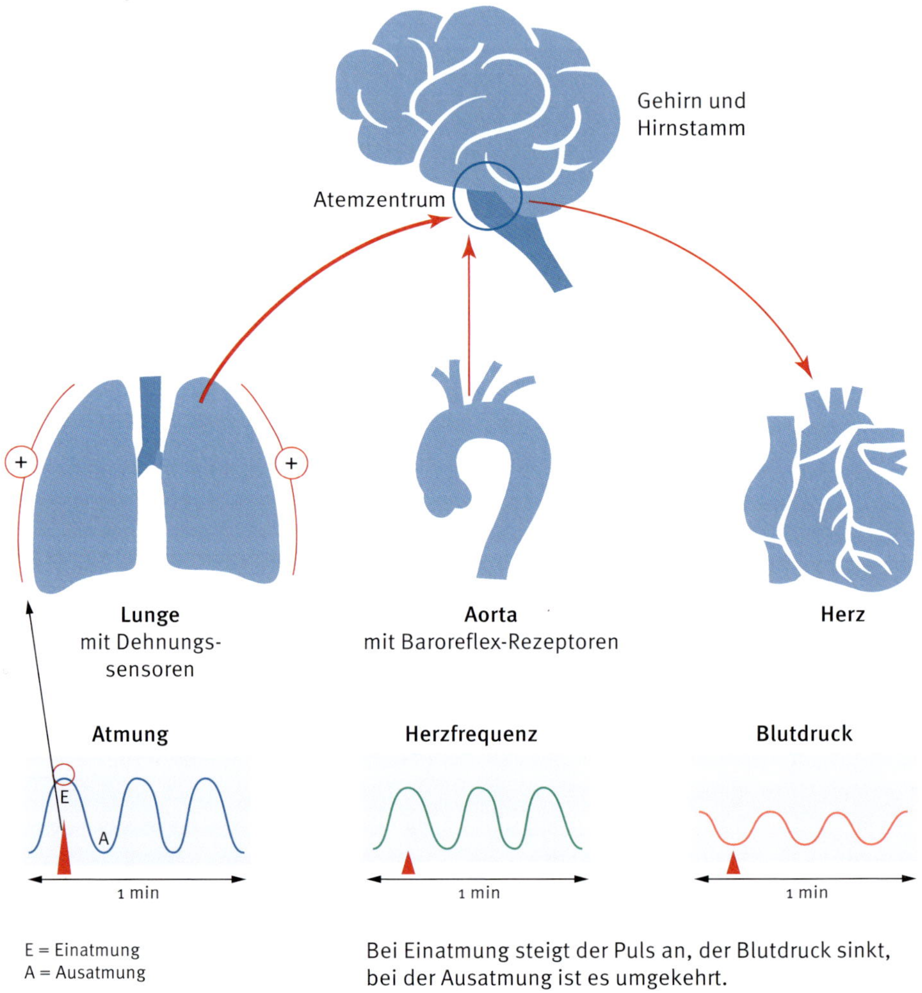

Dehnungs-Sensoren in der Lunge und Druck-Sensoren in der Aorta geben fortlaufend Informationen an das Gehirn, wo sie im kardiorespiratorischen Netzwerk zusammenlaufen. Vom Gehirn erfolgt mithilfe des Vagus und des Sympathikus die Taktung und Regulation des Herzschlags und des Blutdrucks. Atmung, Herzfrequenz und Blutdruck ändern sich bei Yoga Atmung von 6 Atemzügen/Minute gleichmäßig im 10-Sekunden-Takt. Bei der Einatmung steigt der Puls und der Blutdruck sinkt. Bei der Ausatmung sinkt der Puls und der Blutdruck steigt.

invasiven Technik direkt an den Nerven gemessen. Es zeigte sich, dass durch langsame Atmung im Bereich von 5/ Minute die Aktivität des Sympathikus deutlich verringert werden konnte. Weiterhin wurde durch das langsame Atmen eine größere Empfindlichkeit des Baroreflex-Rezeptors erzielt.[17] Über diese beiden Mechanismen (Bändigung des Sympathikus und Sensibilisierung des Baroreflexes) wurde bei den gesunden Teilnehmern mit einem optimalen Ausgangsblutdruck von 115–120 mmHg systolisch immerhin noch eine Blutdrucksenkung von 3 mmHg erreicht.

Identische Befunde für den Sympathikus und Baroreflex fanden sich in einer Studie bei Patientinnen und Patienten mit bereits diagnostiziertem Bluthochdruck.[18] Yoga-Atmung mit 8 Atemzügen/Minute wurde verglichen mit einer schnellen Atmung von 16/Minute. Bereits nach 5 Minuten Yoga-Atmung war eine Verbesserung der vegetativen Balance zu beobachten. Weiterhin wurde durch die langsamere Atmung eine größere Empfindlichkeit des Baroreflex-Rezeptors erzielt. Schon nach 5 Minuten führte Yoga-Atmung zu einem niedrigeren Blutdruck von 147/84 mmHg im Vergleich zu 153/89 mmHg bei schneller Atmung.

Neben dem Sympathikus wird durch langsames Atmen als Langzeiteffekt der Vagus, unser Ruhe- und Gesundheitsnerv, positiv beeinflusst. Der Vagus sorgt für einen niedrigeren Puls, eine bessere Stressverarbeitung und eine Blutdrucksenkung.

Studien zeigen, was Yoga-Atmung alles kann

Lange Zeit haben wir die gesundheitsfördernde Wirkungsweise von langsamer Entspannungsatmung nicht verstanden. Doch jetzt ist sie aus der esoterischen Ecke heraus.

Denn moderne Untersuchungsverfahren wie funktioneller Hirnbildgebung mittels MRT, Hirnstrommessung mit EEG, Messungen der sympathischen Nervenaktivität sowie Messungen der vegetativen Balance mit Herzratenvariabilität (HRV, S. 38) konnten die Effekte langsamer Atmung wissenschaftlich nachweisen. Sie senkt sowohl akut als auch chronisch, d. h. über Wochen und Monate, den Blutdruck ohne bekannte Nebenwirkungen. Voraussetzung ist – ähnlich wie bei einer regelmäßigen Tabletteneinnahme – das tägliche Praktizieren der Atemübung. Ich empfehle Ihnen nach einer Eingewöhnungsphase täglich mindestens 10 Minuten. In der Eingewöhnungsphase lernen Sie die optimale Bauchatmung und verkürzen Ihre Atemfrequenzen auf 6/Minute. Wie Sie dieses Ziel entspannt erreichen, erklärt Ihnen die Yoga-Lehrerin Ines Mikisek im folgenden Kapitel »Yoga-Atmung – die Übungen« (S. 82).

Wie stark lässt sich der Blutdruck durch langsames Atmen senken?

Betrachten wir zunächst einmal die sofortigen Wirkungen auf den Blutdruck. Es reichen schon 30 Sekunden langsamer, tiefer Atmung, um den Blutdruck um ca. 4 mmHg zu senken. Eine typische Atementspannungseinheit dauert jedoch in der Regel 10–20 Minuten. Wie eigene Untersuchungen belegen, kommt es während 10-minütiger langsamer Atmung zu einem stetigen und zunehmenden Blutdruckabfall, der am Ende der Übung 6 mmHg beträgt. Interessanterweise dauerten in unseren Untersuchungen die blutdrucksenkenden Effekte noch über die eigentliche Übung hinaus an, sodass wir längerfristig über Gewöhnung und Trainingseffekte von andauernden Effekten ausgehen.

Über diese kurzfristigen Effekte hinaus gibt es jedoch langfristige Wirkungen auf den Blutdruck, die wir im Folgenden näher betrachten wollen. Die meisten Studien zur Blutdrucksenkung bei langsamem Atmen wurden mit Atemtaktern gemacht.

Atemtakter

Ähnlich wie mit einem Metronom beim Klavierspielen helfen die Atemtakter dem Anwender bei der Umsetzung der Yoga-Atmung. Je nach Erfahrung des Nutzers können unterschiedliche Frequenzen programmiert werden. Ungeübte fangen beispielsweise mit 9 Atemzügen/Minute an und passen das Atmungsmuster entsprechend ihren Fortschritten langsam an. Der Atemtakter hilft Ihnen, die nötige Disziplin für die täglichen Übungen aufrechtzuerhalten.

Basierend auf kleinen Pilotstudien, in denen die Atemtaktung mit Musik vorgegeben wurde, wurde von einer israelischen Firma ein kommerzielles System entwickelt. Dieses System mit dem Namen »Resperate« besteht aus einem Brustgürtel, der die Atemfrequenz misst, sowie einer Kontrollbox, ähnlich einer Spielkonsole. Die Kontrollbox synchronisiert die noch als angenehm empfundene Atemfrequenz mit der musikalisch vorgegebenen Atemtaktung. Wie bei allen Entspannungstechniken hängt deren Wirksamkeit aber ganz entscheidend von der Mitarbeit des Übenden ab. Der Hersteller empfiehlt mindestens 45 Minuten langsames Atemtraining pro Woche mit einer Atemfrequenz unter 10/Minute.

Die amerikanische Kardiologengesellschaft empfiehlt in einer Stellungnahme aus dem Jahre 2013 die getaktete, langsame Atmung als Alternative zu einer medikamentösen Blutdrucksenkung, insbesondere bei nur leicht erhöhten Blutdruckwerten.[19]

Erster Atemtakter: Resperate

Der als Medizinprodukt zugelassene Atemtakter »Resperate« ist allerdings recht umständlich in der Handhabung, da vor jeder Übung Brustgurt, Kopfhörer und Konsole verkabelt werden müssen. Darüber hinaus kann das Gerät fast nur zu Hause eingesetzt werden und eignet sich nicht für Entspannungsübungen am Arbeitsplatz. Eine Information zur erzielten Blutdrucksenkung während und

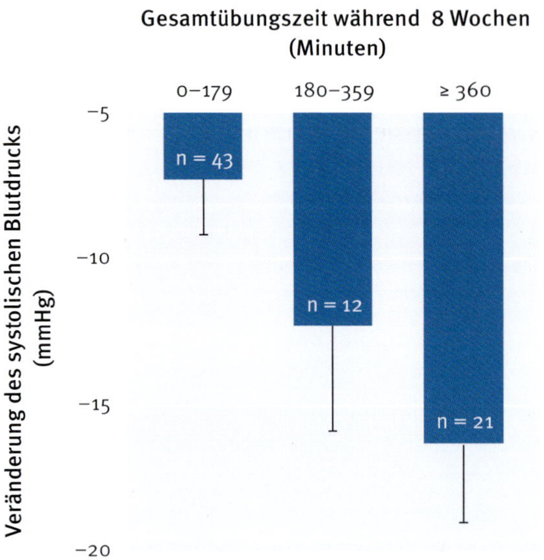

Daten basieren auf Elliot WJ et al. (2004)

Der Blutdruck sinkt sehr deutlich, wenn regelmäßig trainiert wird. Sowohl bei der Einnahme von Blutdrucktabletten als auch bei der Yoga-Atmung kommt es eben auf die Therapietreue an.

nach der Übung in Form von »Biofeedback« erhalte ich nicht. Gemessen an den heutigen technischen Möglichkeiten, z. B. mit »Smart-Watches«, ist die Ausstattung nicht mehr zeitgemäß. Moderne Systeme setzen auf Smartphones und Tablets. Ein Beispiel ist der »Tension-Tamer«, übersetzt »Blutdruckbändiger«. Es handelt sich um eine Atem-Mediations-App. Während der Atem-Meditation mithilfe des Smartphones wird ein Biofeedback auf dem Bildschirm eingeblendet, das den Erfolg der Übung anzeigen soll. Es zeigte sich in der 12-monatigen Studie mit dem Tension-Tamer ein schöner Abfall des Blutdrucks von 132/75 mmHg am Beginn auf 122/69 mmHg nach einem Jahr.[20]

Nur jeder Vierte trainiert ausreichend lange

Die Arbeitsgruppe um Prof. Henry Black aus Chicago untersuchte, inwieweit Patientinnen und Patienten sich an Empfehlungen zur Dauer der Atemübungen halten.[21] Denn klar ist, dass langsames Entspannungsatmen nur dann auf den Blutdruck wirkt, wenn Sie es täglich über mindestens 10 Minuten praktizieren. Was waren nun die Ergebnisse bei einem Ausgangsblutdruck von 150/85 mmHg? Die Patientinnen und Patienten wurden zu Beginn der Studie angehalten, täglich 15 Minuten mit dem Atemtakter zu trainieren.

1. Nur wenige schaffen es überhaupt, über 15 Minuten pro Tag zu kommen.
2. Bei Teilnehmenden, die über die 8-wöchige Therapiephase die Atemtaktung nur selten benutzten, fand sich so gut wie keine Blutdrucksenkung.
3. Erst ab einem Schwellenwert von über 22 Minuten Atemtraining pro Woche wurde ein blutdrucksenkender Effekt beobachtet, der sich noch verstärkte, wenn die Patientinnen und Patienten deutlich mehr Übungseinheiten absolvierten.

Zum besseren Verständnis möchte ich die Ergebnisse noch einmal in einer Abbildung (S. 74) darstellen. Gezeigt ist die systolische Blutdrucksenkung für »trainingsfaule« (weniger als insgesamt 180 Trainingsminuten über 8 Wochen), durchschnittlich motivierte (insgesamt 180–360 Minuten über 8 Wochen) sowie überdurchschnittlich motivierte Patientinnen und Patienten (mehr als 360 Minuten über 8 Wochen).

» *Es zeigt sich eindrücklich, dass bei guter Therapietreue Blutdruckeffekte erzielt werden können, die der Einnahme einer Blutdrucktablette entsprechen.*

Die Übungszeiten selbst der motivierten Teilnehmer der Studie lagen allerdings noch deutlich unter dem, was wir unseren Patientinnen und Patienten langfristig empfehlen würden. Die empfohlene Tageseinheit sollte nach einer Eingewöhnungsphase (S. 96) mindestens 10 Minuten/Tag betragen. Wie schon mein ehemaliger Kollege, der Psychokardiologe Prof. Jordan, zu dem Effekt von Entspannungsübungen anmerkte: Alle Entspannungstechniken seien hoch effektiv und wirksam ohne relevante Unterschiede zwischen den verschiedenen Techniken. Voraussetzung sei aber, dass man sie täglich und regelmäßig über lange Zeit durchführt.

Neben anderen methodischen Schwächen der Studien mit dem Atemtakter ist das wahrscheinlich der wichtigste Punkt. Langsame Yoga-Atmung, ob mit oder ohne Taktgeber, funktioniert nur ab einer bestimmten Summe an Wochenstunden, die über 70 Minuten liegen sollte. Was würde passieren, wenn Sie einen Blutdrucksenker nur jeden vierten Tag nehmen würden? Die Antwort brauche ich Ihnen nicht zu sagen. Bei schlechter Therapietreue wirkt weder das Medikament noch die langsame Atmung!

Wie ist die Blutdrucksenkung durch Yoga-Atmung einzuordnen?

Sie werden möglicherweise zu bedenken geben, dass Ihnen die durchschnittliche Blutdrucksenkung von ca. 5–10 mmHg im Vergleich zu der Wirkung von Tabletten als gering erscheint. Wie haben wir also diese scheinbar nur moderate Blutdrucksenkung einzuordnen? Zum einen hängt das Ausmaß der Blutdrucksenkung unter jedweder Therapie vom Ausgangsblutdruck ab. Das heißt, je höher der Ausgangsblutdruck, desto stärker die Blutdrucksenkung unter Therapie. Die Indikation für langsame Atmung zur Blutdrucksenkung wird allerdings häufig bei Betroffenen mit nur leicht erhöhten Blutdruckwerten oder hochnormalen Blutdruckwerten gestellt. Dies sind z. B. systolische Blutdruckwerte von 130–150 mmHg. Auch mit einer Tablette würde man bei solchen Blutdruckwerten wahrscheinlich nur eine mittlere Blutdrucksenkung im Bereich von 5–10 mmHg hinbekommen. Wie wir in der Studie von Prof. Henry Black von der Rush-Universität Chicago eindrücklich gesehen haben, täuscht der Mittelwert häufig. In dem Mittelwert über alle Studien (sog. Meta-Analyse) sind ja ganz viele wenig motivierte Patient*innen vertreten, die keine nennenswerte Blutdrucksenkung erzielen können, einfach weil sie nicht oft genug geübt haben. Aber eben auch andererseits eine kleine Gruppe hoch motivierter Personen, die durch Trainingsdisziplin Senkungen von 15 mmHg erzielen konnten.

Aus prognostischer Sicht ist weiterhin von Bedeutung, dass zur Verhinderung von Blutdruckkomplikationen wie z.B. dem Schlaganfall jeder mmHg zählt. Ein Abfall des diastolischen Blutdrucks um 5 mmHg oder des systolischen Blutdrucks um 10 mmHg ist in der Therapie bereits mit einer Verminderung des Schlaganfallrisikos um 40% verbunden!

Die »Buteyko-Methode« bei Asthma und COPD

Eigentlich funktioniert unsere Atmung ganz automatisch und einwandfrei, ohne dass wir uns groß anstrengen müssen. Dennoch beobachten wir bei fast 10% der Allgemeinbevölkerung, dass nicht richtig geatmet wird, die Atmung also dysfunktional ist: Wir atmen zu schnell und zu flach. Der Grund hierfür liegt häufig im Stress. Sie wissen schon, dass Hochdruckbetroffene oft Stress und entsprechend eine zu schnelle Atemfrequenz haben (ca. 15/Minute). Menschen, die viel am Schreibtisch sitzen oder in sitzender Position arbeiten müssen, können nicht richtig in den Bauch atmen. Dadurch wird die Atmung zu flach, es kommt weniger Sauerstoff in die Lunge und wir müssen dann schneller und ineffektiver atmen.

Bei Menschen mit Asthma liegt der Anteil von dysfunktionaler Atmung mit 30% noch viel höher als in der Allgemeinbevölkerung. Medizinhistorisch ist interessant, dass Asthma die erste Erkrankung war, die mit langsamer Atmung behandelt wurde. Der russische Arzt und Wissenschaftler Konstantin Buteyko entwickelte bereits in den 1950er-Jahren eine nach ihm benannte komplementäre Therapie, nämlich die »Buteyko-Methode«. Asthma bronchiale sowie die chronisch-obstruktive Lungenerkrankung (COPD) gehören zu den obstruktiven Atemwegserkrankungen. Der Begriff obstruktiv bezeichnet hierbei eine krankhafte Verengung der kleinen Atemwege. Wenn diese Bronchiolen dauerhaft verengt sind (wie bei COPD) oder anfallsweise (wie bei Asthma) führt dies bei vielen Betroffenen zu einer zu schnellen und wenig effektiven Atmung. Bei hohen Atemfrequenzen wird vermehrt Kohlendioxid (CO_2) abgeatmet, was wiederum ungünstige Effekte auf die Sauerstoffversorgung im Gewebe hat. Neben dieser Veränderung der Atem-Muster beobachten wir bei Patient*innen mit COPD eine deutliche Verschiebung der vegetativen Balance in Richtung Sympathikus. Patient*innen mit COPD und Asthma haben deswegen chronischen Stress.

Langsame Yoga-Atmung führt zu einer Verringerung des Totraumvolumens, einer Erhöhung der alveolären Ventilation sowie zu einer besseren Sauerstoffversorgung der Körperzellen. Solche Effekte sind z. B. erwünscht bei Erkrankungen, die mit einem chronischen Sauerstoffmangel im Blut einhergehen, wie COPD und Herzmuskelschwäche.

Basierend auf seinen theoretischen Überlegungen entwickelte Buteyko Atemübungen mit dem Ziel einer Normalisierung der Atmung. Die Buteyko-Atmung sollte zu einer Entspannung, zu einer verminderten Atemfrequenz und zu einer vermehrten Zwerchfellatmung führen, um Stress und Lufthunger zu vermindern. Trotz dieser prinzipiell richtigen theoretischen Überlegungen konnte sich seine Methode zur Behandlung von COPD und Asthma aufgrund mangelhafter und methodisch schlechter Studien international allerdings nicht durchsetzen.

Verbesserte Sauerstoffsättigung im Hochgebirge

Ein Experiment der italienischen Arbeitsgruppe um Prof. Gianfranco Parati konnte die Wirkung der Yoga-Atmung eindrucksvoll in der »High-Care-Studie« zeigen.[22] Hierzu wurden Untersuchungen auf dem in den Alpen gelegenen Monte Rosa (4559 Meter) sowie am Basiscamp des Mount Everest (5400 Meter) durchgeführt. Solche Höhenaufenthalte sind bei Gesunden mit einer dramatischen Verminderung des Sauerstoffgehalts im Blut verbunden und können Auslöser der Höhenkrankheit sein. Gemessen wurde bei den Bergsteigern, unter ihnen auch mein Kollege Prof. Parati, die Sauerstoffsättigung, die bei Gesunden auf Seehöhe über 95 % beträgt. Die Sauerstoffsättigung fiel erwartungsgemäß sowohl am Monte Rosa als auch am Mount Everest im Schnitt auf 80 % ab, d. h., der Sauerstoffgehalt im Blut sank auf sehr niedrige Werte ab. Bei 80 % Sauerstoffsättigung würde ich in der Notaufnahme meines Krankenhauses sofort die Gabe von Sauerstoff verordnen. In dem Experiment wurde kein Sauerstoff verordnet, sondern getaktete Yoga-Atmung. Die Taktung der Atmung wurde über ein digitales Metronom (Resperate, S. 73) vorgegeben. Am Ende der 15-minütigen Yoga-Atmung war die Sauerstoffsättigung auf durchschnittlich 90 % angestiegen!

Der Anstieg der Sauerstoffsättigung war verbunden mit einer deutlichen Verringerung des Drucks im großen Kreislauf (Blutdruck) als auch des kleinen Kreislaufes (Lungendruck). Der Lungendruck ist bei der Höhenkrankheit oft deutlich erhöht, eine Absenkung ist daher therapeutisch erwünscht.

Neben der Anwendung der Yoga-Atmung zur Vermeidung der Höhenkrankheit wurden langsame Atemtechniken auch bei Patient*innen mit chronischer Sauerstoffunterversorgung wie z. B. schwerer Herzinsuffizienz untersucht. Auch bei Patient*innen mit Herzinsuffizienz bewirkt die Yoga-Atmung eine Verbesserung der alveolären Belüftung sowie eine erhöhte arterielle Sauerstoffsättigung.[23] Auf Dauer führt dies bei Patient*innen mit Herzinsuffizienz zu einer deutlich verbesserten Belastbarkeit im Alltag.

Es liegt auf der Hand, dass wir uns diese positiven Effekte auf die Sauerstoffversorgung unseres Körpers auch für Erkrankungen nutzbar machen können, die mit einer chronischen Unterversorgung an Sauerstoff einhergehen. Ein gutes Beispiel ist die chronische Herzmuskelschwäche. Wie wir im Kapitel »Warum ist zu hoher Blutdruck gefährlich?« (S. 42) gesehen haben, ist Herzmuskelschwäche eine mögliche Folgeerkrankung eines unbehandelten Bluthochdrucks.

Yoga-Atmung bei Herzmuskelschwäche

Bei der Behandlung der Herzmuskelschwäche wurden in den letzten 2 Jahrzehnten enorme Erfolge erzielt. Dies betrifft medikamentöse, operative und sportmedizinische Ansätze. Dennoch gelingt es bei vielen Patient*innen nicht, die volle Belastbarkeit wieder herzustellen. Problematisch ist insbesondere die Kurzatmigkeit bei Aktivitäten des täglichen Lebens. Die Kurzatmigkeit kommt dadurch zustande, dass ein krankes und schwaches Herz unter Belastungen wie z. B. Treppensteigen oder Fahrradfahren nicht mehr genügend Sauerstoff in die Muskeln und Gewebe transportieren kann. Bezüglich des Sauerstoffmangels haben wir also eine ähnliche Situation wie am Monte Rosa. Ähnlich wie bei Hochdruck- und Lungenpatient*innen ist die Atmung bei Personen mit Herzmuskelschwäche oft zu schnell und zu flach. Darüber hinaus steht das vegetative Nervensystem bei Herzmuskelschwäche unter Dauerstress mit einer starken Verschiebung des vegetativen Gleichgewichts zum Sympathikus.

Aus diesem Grunde lag es für Herz-Kreislauf-Forscher nahe, langsame, getaktete Atemtechniken als Therapie einzusetzen. Tatsächlich kann durch die Yoga-Atmung bei Personen mit Herzmuskelschwäche eine Verbesserung der Kurzatmigkeit, der Sauerstoffsättigung und der Belastbarkeit erzielt werden.

Etwas ausführlicher möchte ich Ihnen über die Arbeit einer polnischen Arbeitsgruppe berichten. Patient*innen mit schwerer Herzmuskelschwäche wurden in die Technik der Yoga-Atmung eingewiesen. Die Taktung der Atmung wurde über ein kommerziell erhältliches System

(Resperate, S. 73) vorgegeben mit dem Ziel, zunächst eine Atemfrequenz unter 10/Minute zu erreichen. Das Langzeitziel bezüglich der Atemfrequenz bestand darin, eine Atemfrequenz von 6/Minute zu erreichen. Täglich wurde mit dieser vorgegebenen Atmung 30 Minuten über 6 Monate trainiert. Die Patienten hatten in Ruhe eine deutlich erhöhte Atemfrequenz von 18/Minute. Wie waren nun die Wirkungen nach 6 Monaten Training?[24]

Die Belastbarkeit der Patient*innen mit Atemtraining verbesserte sich im Vergleich zu einer Kontrollgruppe ohne Atemtraining deutlich. Sie konnten weitere Strecken gehen, hatten weniger Kurzatmigkeit und eine höhere Sauerstoffsättigung im Blut. Die Atemfrequenz in Ruhe verringerte sich in der Therapiegruppe von 18 auf 14/Minute, d. h., die Atmung wurde wesentlich effektiver. Darüber hinaus zeigten sich auch positive Wirkungen auf das vegetative Nervensystem. Die Funktion des Vagus verbesserte sich durch das Training deutlich.

Trotz der kleinen Anzahl von Patientinnen und Patienten, die bislang mit dieser Methode untersucht wurden, und dem Fehlen von Langzeitstudien würde ich langsame Yoga-Atmung als Begleittherapie bei Herzmuskelschwäche empfehlen. Es gibt keine Nebenwirkungen und die einzigen Kosten, die entstehen, sind die Minuten für das tägliche Atemtraining.

Yoga-Atmung zur Raucherentwöhnung

Rauchen ist einer der Hauptrisikofaktoren für Schlaganfall, Herzinfarkt und Amputationen. Wir können den Blutdruck noch so gut einstellen; wenn unsere Patient*innen nicht aufhören zu rauchen, wird es bei einer Vielzahl zur Krankenhauseinweisung kommen.

Als Rehabilitationsmediziner für Herz-Kreislauf-Erkrankungen interessieren mich Techniken zur Raucherentwöhnung. Wir benutzen dabei Techniken wie Verhaltenstherapie oder medikamentöse Ansätze. Mit großem Interesse habe ich daher im Rahmen meiner Recherchen zur Vorbereitung dieses Buches Hinweise gefunden, dass die Yoga-Atmung die Raucherentwöhnung erleichtern könnte. Bei den vielen Dingen, die Raucher weiter an der Zigarette ziehen lassen, ist der entspannende Effekt sicher herausragend. Paradoxerweise tritt dieser Entspannungseffekt auf, obwohl die inhalativen Stoffe der Zigarette, die den Körper erreichen, eigentlich das Gegenteil bewirken müssten. Als Wissenschaftler auf dem Gebiet der Hochdruckforschung interessieren mich natürlich auch die Effekte von Rauchen auf den Blutdruck. Tatsächlich kommt es innerhalb von Sekunden zu einer Steigerung des Blutdrucks beim inhalativen Nikotinkonsum. Überraschenderweise gibt es keinen Langzeiteffekt von Rauchen auf die Entwicklung von Bluthochdruck. Im

Gegenteil, in großen Bevölkerungsstudien konnte gezeigt werden, dass Raucher tendenziell einen niedrigeren Blutdruck haben als Nichtraucher.

Wie bekommen wir diese scheinbar widersprüchlichen Effekte wie Entspannung und Blutdrucksenkung trotz Rauchen unter einen Hut? Schaut man sich einmal die Dauer des Inhalierens, die Atempause und die Dauer des Exhalierens genauer an, dann ähnelt das einem Training der Yoga Atmung. Der bereits erwähnte Kollege Prof. Loew widmet in seinem neuen Buch »Langsamer atmen, besser leben« auch der Raucherentwöhnung ein Kapitel. In seiner Klinik setze er langsames Atmen gezielt zur Raucherentwöhnung ein. Er mache sich dabei die entspannenden und stressreduzierenden Effekte einer langsamen Atmung zunutze.

Tatsächlich konnten in einer Studie zur Raucherentwöhnung deutliche Effekte auf die Nikotin-Entzugs-Symptome beobachtet werden. Die Versuchsanordnung war relativ einfach. Nachdem abhängige Raucher 4 Stunden nicht geraucht hatten, wurden sie danach aufgefordert, alle 30 Minuten eine langsame Atemtechnik mit 5-2-5-0 Taktung durchzuführen: also 5 Sekunden einatmen, 2 Sekunden den Atem anhalten und 5 Sekunden ausatmen. Das entspricht umgerechnet einer Atemfrequenz von 5 Atemzügen/Minute. Bekannte Entzugssymptome wie Anspannung und starker Nikotindrang wurden durch diese einfache Atemtechnik deutlich reduziert. Durch die Atemübung empfanden die Raucher zudem einen angstlösenden Effekt. Die Yoga-Atmung könnte daher eine sinnvolle Ergänzung zu den bisher bekannten Methoden zur Raucherentwöhnung darstellen.[25]

Den angstlösenden und stressreduzierenden Effekt von langsamer Yoga-Atmung kann man sich natürlich auch bei Erkrankungen wie posttraumatischer Belastungsstörung oder Burnout zu nutzen machen.

Stress, Burnout und posttraumatische Belastungsstörungen

Ich habe vor kurzem einen interessanten Artikel im »Harvard Business Review« gelesen.[26] Ich gehe mal davon aus, dass Sie genauso wie ich dieses Manager-Magazin nicht regelmäßig lesen. Das Magazin wendet sich an Akademiker, Führungskräfte und Unternehmensberater in der Wirtschaft. Der Titel des Artikels lautete »Warum sind Atemtechniken so wirksam bei Stress?«. Es war zunächst einmal für mich interessant, dass Themen wie Stressmanagement und Widerstandsfähigkeit gegen Stress (Resilienz) so prominent in einem Manager-Magazin besprochen werden. Die Verfasserin des Artikels war Prof. Emma Seppälä, die an der Stanford-Universität als auch in Yale lehrt und forscht. Prof. Seppälä hat 2 sehr interessante Studien zu posttraumatischen Belastungsstörungen und Stressmanagement durchgeführt.

In der ersten Studie ging es um Kriegsversehrte aus dem Afghanistan-Krieg und dem Irak-Krieg. Die Veteranen litten unter einem psychischen Trauma, also einem posttraumatischen Belastungssyndrom. Bereits nach 1 Woche Atemmeditation normalisierten sich ihre Angstsymptome und dieser positive Effekt hielt auch während des gesamten Experimentes über 1 Jahr an.[27]

In der zweiten Studie wurden Studierende der Yale-Universität zum Thema Stressprävention untersucht. Die größten Effekte wurden mit dem Programm »SKY-Happy-Campus« erzielt. Dies ist wie bei den Kriegsveteranen eine Meditationstechnik auf der Basis von langsamer Atmung. Das Programm ging über insgesamt 8 Wochen mit 30 Stunden Training und hatte bei den Studenten einen positiven Einfluss auf Depression, Stress sowie weitere Faktoren der mentalen Gesundheit.[28]

Prof. Seppälä kommt in ihrem Artikel im »Harvard Business Review« zu dem Schluss, dass die Änderung unserer Atmung eine ganze Reihe von Wirkungen beim Stressmanagement hat. Die Herzfrequenz wird gesenkt und der Vagus wird stärker. Über das vegetative Nervensystem geht unser Körper aus dem Kampf-und-Flucht-Modus in die Ruhe- und Verdauungsphase über. Wenn wir entspannter werden, können wir stressbedingten Krankheiten wie Burnout oder Bluthochdruck besser vorbeugen. Darüber hinaus bewirkt der Vagus, dass wir klarer denken und bessere Entscheidungen treffen können. Letzteres mag auch ein Grund dafür gewesen sein, dass der Artikel in dem Manager-Magazin erschien.

Zum Schluss möchte ich Ihnen noch eine Zusatzmotivation an die Hand geben. Wie wir in diesem Kapitel gelernt haben, hat langsame Atmung neben der Blutdrucksenkung noch eine Reihe von weiteren gesundheitsfördernden Effekten. Hierzu gehört insbesondere die wissenschaftlich nachgewiesene Stressminderung. Viele meiner Patientinnen und Patienten benutzen Yoga-Atmung nicht nur zur Blutdrucksenkung, sondern auch zur Stressbewältigung. So können Sie Yoga-Atmung als meditative Kurzpause z. B. auch in Ihrer Mittagspause einsetzen, um Ihr inneres Gleichgewicht wiederzufinden und Ihren Vagus zu stärken.

Welches Medikament könnte ich Ihnen rezeptieren, das ohne irgendwelche Nebenwirkungen solche vielfältigen therapeutischen Möglichkeiten bietet?

Yoga-Atmung – die Übungen

Von Ines Mikisek

Nun möchten Sie die hilfreichen Übungen sicherlich kennen lernen und vielleicht auch gleich ausprobieren. Deshalb widmen wir uns jetzt der Praxis.

Die richtige Haltung ist sehr wichtig für das erfolgreiche Üben von Atemübungen. Hierbei meint Haltung sowohl innere als auch äußere Haltung. In den nächsten 2 Abschnitten erhalten Sie einen Überblick, in welchen Positionen Sie die Atemtechniken üben können und welche Übungen Sie ergänzend praktizieren können, um die Atemtechniken zu unterstützen. Bevor ich auf die einzelnen Positionen eingehe, lassen Sie uns noch einmal schauen, wohin der Atem im Körper geht. Es beginnt mit dem Einströmen der Atmung. Hier gibt es 3 Varianten:

1. durch die Nase
2. durch den Mund
3. durch die Nase und den Mund

Der Weg durch die Nase ist nicht nur zu bevorzugen, da Staubpartikel und andere schädliche Stoffe herausgefiltert werden, sondern auch, weil die Luft erwärmt wird und so »auf Körpertemperatur« kommt und, für uns vor allem wichtig, kontrollierter und damit langsamer ein- sowie ausgeatmet werden kann. Entspannt kann das ganze natürlich aber nur dann sein, wenn die Nase auch frei ist. Versuchen Sie also nicht brachial, die Atemübung durch die Nase auszuführen, wenn hier schlichtweg kein Durchkommen ist. Nutzen Sie die reine Nasenatmung so oft und so lange es noch entspannt möglich ist. Aber öffnen Sie zur zusätzlichen Luftzufuhr den Mund, wenn durch die Nase kein ausreichender Luftstrom möglich ist. Mein Tipp für eine häufig verstopfte Nase sind regelmäßige Nasenspülungen, die wahre Wunder wirken können.

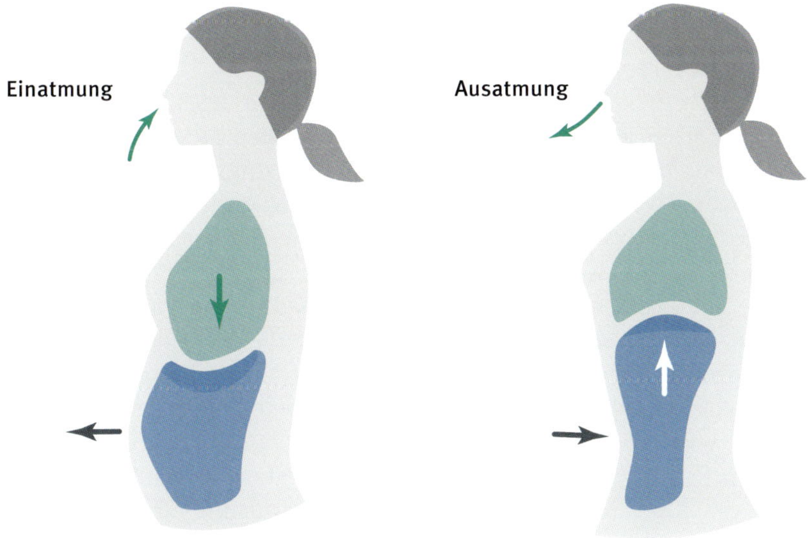

Sperling S. Yoga für die Hormon-Balance. Stuttgart: TRIAS; 2020

Zurück zur Bauchatmung

Nun strömt der Atem über den Rachen weiter in die Luftröhre bis in die Lungen. Wo und wie viel Luft in die Lungen kommt, können und sollen Sie gerne beeinflussen. Dass zwischen Brust- und Bauchatmung unterschieden wird und die kurze, flache Brustatmung im Alltag vorherrschend ist, wissen Sie bereits. Die Gründe sind unterschiedlicher Natur. Dazu zählen Stress, falsche Körperhaltung und zu enge Kleidung. Und nun beobachten Sie einmal, wie schön sich bei Säuglingen und Kleinkindern der Bauch mit der Atmung hebt und senkt. Wie viel ausgeglichener und fröhlicher Kinder sind. Ob es da wohl einen Zusammenhang gibt? Also: Nutzen Sie die entspannenden Effekte der Bauchatmung.

Nutzen Sie Ihr Zwerchfell. Füllen Sie das gesamte Lungenvolumen mit Sauerstoff. Geben Sie Ihrer Bauchdecke Platz, sich zu heben.

Übung Bauchatmung

Vorbereitung: Suchen Sie sich einen ruhigen Platz. Verbinden Sie sich mit Ihrer Atmung. Stellen Sie sich vor, dass die Atmung wie eine Welle in Ihren Körper einströmt und wie eine Welle wieder aus Ihrem Körper ausströmt. Spüren Sie das Wechselspiel zwischen gefüllter und sich leerender Lunge.

Anleitung: Richten Sie Ihre Wirbelsäule immer mehr und mehr auf. Spüren Sie die Länge im Rücken. Legen Sie Ihre Hände sanft auf Ihrem Bauch ab. Atmen

Sie durch die Nase ein und spüren Sie, wie sich zuerst der Bauchraum füllt und sich die Bauchdecke nach außen wölbt. Die Luft füllt nach Ihrem Bauchraum auch den restlichen Rumpf und die Welle steigt weiter nach oben und dehnt Ihren gesamten Rumpf weit auf. Nehmen Sie sich für die Einatmung 4 Sekunden Zeit. Atmen Sie durch die Nase wieder aus. Spüren Sie, wie sich der Rumpf von oben nach unten wieder leert. Zuerst sinkt das Brustbein nach unten, dann die Rippenbögen nach innen und zuletzt wird die Bauchdecke wieder flach. Nehmen Sie sich wiederum 4 Sekunden Zeit für die Ausatmung.

Variation: Wenn die Bauchatmung ganz ungewohnt für Sie ist, dann fangen Sie im Liegen an, diese zu üben. In dieser Position ist es einfacher, dass sich die Bauchdecke hebt. Legen Sie auch hierfür gerne Ihre Hände auf die Bauchdecke und versuchen Sie ganz bewusst, den Atem dort hinzulenken, und »schieben« Sie durch Ihre Einatmung die Hände weg von sich. Und spüren Sie bei der Ausatmung, wie die Hände langsam wieder mit der Bauchdecke nach unten sinken. Die Hände auf Ihrem Bauch dienen nur dazu, dieses Auf und Ab bei der Bauchatmung besser zu spüren, und nicht, um Druck auszuüben.

» *Die langsame Bauchatmung fördert die Wirkung auf die Entspannung. Und wir wissen nun: besser durch die Nase und besser in den Bauch atmen.*

Lange Ausatmung entspannt

Nun gilt es noch, die Atemphasen zu betrachten. Es lassen sich gemeinhin die Einatmung von der Ausatmung unterscheiden (weitere Phasen lernen Sie im nächsten Kapitel kennen). Für den Augenblick sind diese 2 Phasen für uns vollkommen ausreichend. Auch wenn die Entspannungsphase durch die Ausatmung gefördert wird, so ist die Einatmungsphase jedoch keineswegs uninteressant. Denn die Einatmungsphase sorgt dafür, dass genügend Sauerstoff zur Verfügung steht. Dies ist zum einen wichtig, damit wir auch entsprechend wieder ausatmen können, aber der Sauerstoff sorgt natürlich auch dafür, dass wichtige Körperfunktionen ausgeführt werden können. Ist dies nicht der Fall, ist der Körper in Alarmbereitschaft; und auch wenn wir dann versuchen, möglichst lange auszuatmen, können Körper und Geist nicht entspannen. Also: Sorgen Sie für genügend Sauerstoffzufuhr durch ein tiefes, gleichmäßiges Einatmen. Durch die Nase, in den Bauch. Sie haben mehr Raum und Zeit zur Verfügung, als Sie denken. Zählen Sie gerne auf 4. Das gibt Ihnen eine gute Orientierung.

» *Die ruhige, entschleunigte Ausatmung wirkt förderlich auf die Entspannung.*

Und nun zur entspannungsförderlichen Ausatemphase. Grundsätzlich gilt: je länger, umso entspannender. Doch

Vorsicht! Es gibt hier den »kritischen Punkt«. Sobald die Atmung »gepresst« werden muss, entsteht wieder Druck. Druck führt zur Anspannung und ist damit kontraproduktiv zur Entspannung. Also, nur so lange und langsam, wie dies ohne Pressen und Druck geschehen kann. Mit der Zeit und mit regelmäßigem Üben kann die Ausatemphase immer mehr verlängert werden. Näheres dazu können Sie auch dem 4-Wochen-Programm am Ende des Kapitels (S. 96) entnehmen.

Richten Sie den Fokus beim Üben nach innen

Bevor wir nun gleich zu den möglichen (äußeren) Haltungen für die Atemtechniken kommen bzw. Positionen, die die richtige Atmung unterstützen können, noch einen kurzen Einblick in die innere Haltung. Bei der inneren Haltung kommt es vor allem auf den Fokus an. Versuchen Sie, während der ganzen Übung bei sich zu bleiben. Denken Sie daran, dass das Meditationsobjekt die Atmung ist. Blenden Sie also alles andere aus, das, was war, das, was sein wird, sowie alles um Sie herum, was für die Dauer der Atemübung keine Rolle spielt. Achten Sie deshalb, bevor Sie starten, auch auf die Umgebungsbedingungen. Der Raum sollte sauerstoffreich sein und trocken. Es darf gerne auch direkt draußen geübt werden! Suchen Sie sich einen Platz, an dem Sie möglichst ungestört sind, damit Sie nicht unterbrochen werden, und der Fokus die ganze Zeit auf der Atemübung liegen kann. Schützen Sie sich vor direkter Sonneneinstrahlung. Weiterhin ist es von Vorteil, wenn die Kleidung so locker ist, dass man gut die beschriebenen Haltungen einnehmen kann und vor allem, dass man gut atmen kann! Und nun viel Freude beim Üben.

Mögliche Haltungen zur Erleichterung der richtigen Atmung

Atemübungen können grundsätzlich im Sitzen, Stehen oder Liegen durchgeführt werden. Da der Entspannungseffekt im Liegen und im Sitzen höher ist, werde ich im Folgenden auf diese beiden Varianten eingehen.

Sitzende Positionen

Sie können sich gern auf einen Stuhl oder ein anderes Möbelstück Ihrer Wahl setzen, damit der Atem effektiv fließen kann. Finden Sie also die Sitzpositionen, ggf. unter Zuhilfenahme einer Decke oder eines Kissens, in der Sie sowohl aufrecht als auch gleichzeitig mühelos sitzen können. Auch wenn der Geist wacher und damit die Aufmerksamkeit bei der Atemübung mit freiem Rücken höher ist, dürfen Sie sich selbstverständlich auch anlehnen, wenn Sie die Übung so gelassener durchführen können. Wenn dies für Sie gut möglich ist, können Sie sich natürlich auch z. B. im Schneidersitz auf den Boden setzen. Versuchen Sie, auch im Sitzen den Atem mehr in den Bauch zu führen. Spüren Sie den Weg Ihres Atems, in dem Sie Ihre flachen Hände auf den Oberkörper auflegen: eine Handfläche liegt auf dem Brustbein, die andere Handfläche liegt zwischen den unteren Rippenbögen und dem Bauchnabel.

Liegende Positionen

Für Atemübungen eignet sich im Liegen am besten die Rückenlage. Sie können gerne einfach flach auf dem Rücken liegen. Bitte achten Sie dabei darauf, dass der Untergrund nicht zu weich ist. Ansonsten müssen Sie bei jedem Atemzug, wenn sich die Lunge zu allen Seiten aufweitet, noch extra Energie aufbringen, um die Unterlage durch die Kraft Ihrer Atmung und der damit verbundenen Muskulatur wegzuschieben. Sollte die flache Rückenlage für Sie unangenehm sein, oder wenn Sie das Gefühl haben, nicht alle Atemräume voll nutzen zu können, gibt es folgende Variationsmöglichkeiten:

- Stellen Sie die Füße an oder legen Sie eine Decke/ein Kissen unter Ihre Knie. Das entlastet vor allem Ihre Lendenwirbelsäule und wirkt so entspannend.
- Sie können auch eine Decke, ein Handtuch oder eine Yogamatte fest zusammengerollt unter Ihre Brustwirbelsäule legen. Dies öffnet den Brustkorb. Die Vollatmung wird so erleichtert.
- Sie können ein Kissen unter die Halswirbelsäule schieben, damit der Kopf nicht überstreckt und der Atem entspannter durch die Nase in den Körper einströmen kann.
- Kombinationen sind natürlich auch möglich, probieren Sie einfach aus, wie Sie sich am wohlsten fühlen und frei atmen können.

Übungen für die Atemmuskulatur

Manchmal kann es vorkommen, dass es in den Atemphasen im Körper irgendwo zwickt. Vielleicht spüren Sie eine Verspannung im Nacken. Vielleicht lässt sich Ihr Kopf nicht richtig drehen. Vielleicht müssen Sie übermäßig viel Kraft aufwenden, damit sich der Brustkorb weitet. Ist dies der Fall, können die folgenden Übungen mehr Raum und Weichheit im Oberkörper schaffen, damit der Atem entspannter ein- und ausströmen kann. Für maßgeschneiderte Übungen suchen Sie bitte Physiotherapeut*in oder Osteopath*in auf.

Die Übungen stärken die Atemmuskulatur, damit die Atmung gezielter unterstützt werden kann. Genauso wichtig ist es, die Muskulatur zu lockern bzw. zu dehnen. Denn finden sich dauernde muskuläre Spannungen in Bauch, Zwerchfell, Brust und Hals, kann die Atmung ebenso gehemmt werden. Dies kommt oftmals durch zu vieles Sitzen über dem Handy, am PC etc. zustande. Die Muskulatur, die bei der Atmung beteiligt ist, erstreckt sich auf Muskeln des Brustkorbs, des Bauchraums und des Halses. Die kleine Auswahl an den folgenden Übungen versucht dabei möglichst ganzheitlich die Muskulatur zu betrachten, damit ein breites Spektrum abgedeckt ist. Bitte führen Sie diese nur aus, wenn es Ihnen schmerzfrei möglich ist.

- Zunächst lernen Sie 4 Positionen zur Lockerung und Dehnung der an der Atmung beteiligten Muskulatur kennen: der Fisch, die rotierte Bauchlage, die Nackendehnung und das Krokodil. Halten Sie alle Dehnübungen 30–60 Sekunden pro Seite.
- Dann kommen Positionen zur Stärkung der an der Atmung beteiligten Muskulatur. Die Übungen heißen »die Planke«, »Flankensitz« und »Katze-Kuh«. Die Übungen zur Stärkung können ergänzend durchgeführt werden. Kurze, regelmäßige Einheiten sind auch hier zielführender als unregelmäßige, lange Workouts.

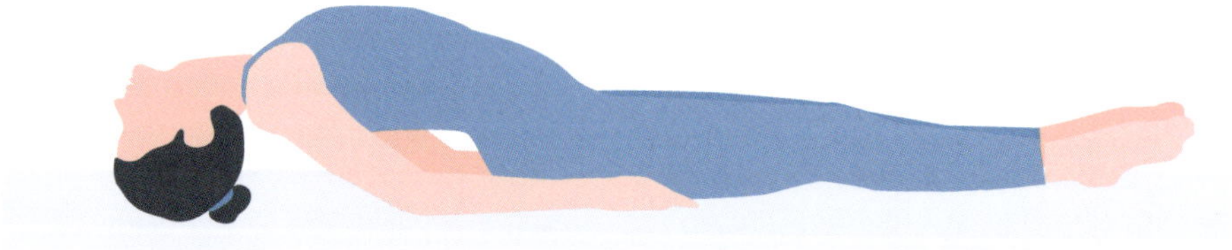

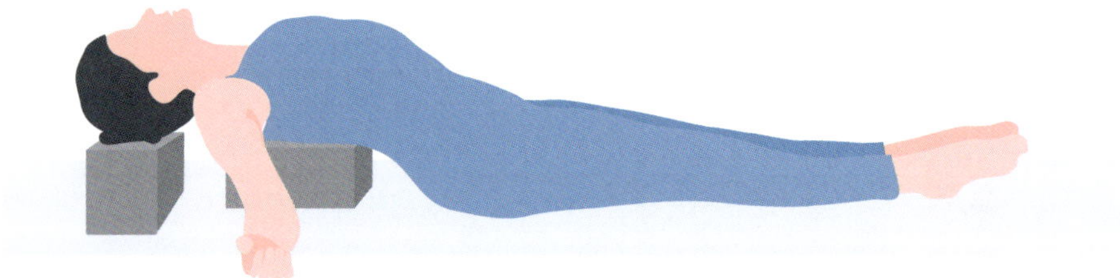

Der Fisch

Wirkung: Dehnt die Brustmuskulatur

Anleitung: Legen Sie sich in Rückenlage auf den Boden. Die Beine sind lang gestreckt, geschlossen und bis in die Zehenspitzen gestreckt. Bringen Sie die gestreckten Arme unter ihren Oberkörper. Die Handinnenflächen zeigen nach unten. Versuchen Sie, die Ellbogen so nah wie möglich zueinander zu bewegen. Nun beugen Sie die Ellbogen und heben damit Ihren Brustkorb an. Senken Sie Ihren Kopf vorsichtig ab, bis der Scheitel den Boden berührt.

Variante: Legen Sie ein Polster, ein Kissen oder einen Yoga-Klotz unter Ihre Brustwirbelsäule. Polstern Sie nach Bedarf auch Ihren Kopf.

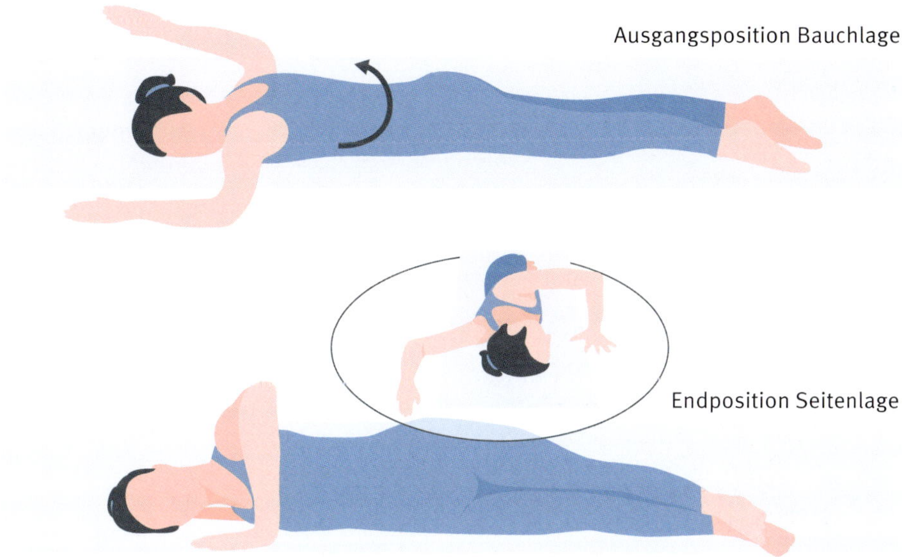

Rotierte Bauchlage

Wirkung: Dehnt die Zwischenrippenmuskeln und löst etwaige Verklebungen; schafft mehr Weite im Brustkorb, insbesondere den seitlichen Rippen, wodurch sich die Lunge mehr ausdehnen kann.

Anleitung: Legen Sie sich auf den Bauch. Strecken Sie den rechten Arm auf Höhe der rechten Schulter flach am Boden von sich im 90-Grad-Winkel aus. Die Handinnenfläche zeigt zum Boden. Drehen Sie sich nun auf Ihre rechte Körperseite. Nutzen Sie die linke Hand, um sich vor dem Brustkorb abzustützen. Anschließend führen Sie dieselbe Haltung auf der anderen Seite aus.

Variante: Für eine intensivere Dehnung kann der rechte Arm U-förmig angewinkelt werden (Ellenbogen auf Höhe der Schulter, Hand über dem Kopf; Arm bleibt flach auf dem Boden). Für eine weitere Steigerung der Intensität kann das linke Bein, anstatt flach auf dem rechten Bein liegen zu bleiben, hinter dem rechten Bein, Richtung Gesäß, auf den Boden abgestellt werden.

Nackendehnung

Wirkung: Dehnt den Nackenbereich und öffnet den Halsbereich für einen besseren Atemfluss.

Anleitung: Sie können die Übung im Stehen oder im Sitzen durchführen. Ziehen Sie während der gesamten Übung Ihren Bauchnabel sanft nach innen in Richtung Wirbelsäule, um nicht ins Holzkreuz zu fallen. Lassen Sie den rechten Arm lang ausgestreckt neben Ihrem Körper nach unten zeigen. Legen Sie die linke Handinnenfläche auf Ihr rechtes Ohr. Ziehen Sie Ihren Kopf sanft (!) zur linken Seite. Wichtig ist, dass dabei die rechte Schulter so weit wie möglich von Ihrem rechten Ohr entfernt bleibt (die Schulter sollte also sanft nach unten hängen). Wechseln Sie anschließend die Seite.

Legen Sie dann beide Hände auf Ihren Hinterkopf. Die Finger sind ineinander verschränkt. Die Handinnenflächen zeigen nach innen Richtung Kopf. Ziehen Sie mit der Ausatmung sanft Ihre Ellenbogen vor der Nasenspitze zusammen und führen Sie dabei gleichzeitig, wiederum sanft (!), Ihren Kopf nach unten. Wichtig dabei ist, dass die Schultern die ganze Zeit entspannt nach hinten unten gerichtet sind und damit wieder einen maximal großen Abstand zu den Ohren haben.

Variante: Sie können sich bei dem ersten Teil der Übung auf die Hand setzen, Handinnenfläche nach oben, die frei ist. Das verstärkt den Dehnungseffekt.

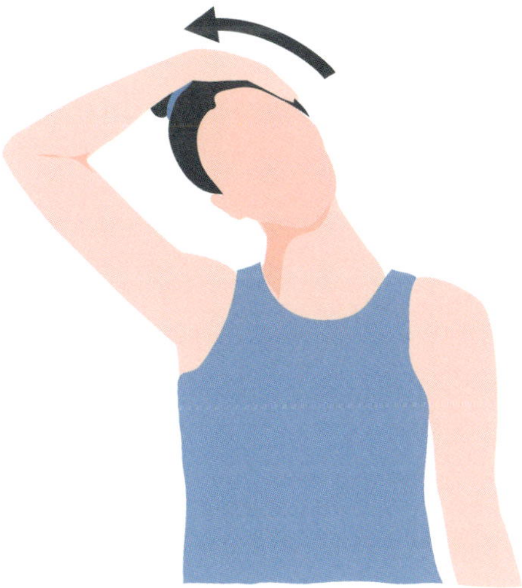

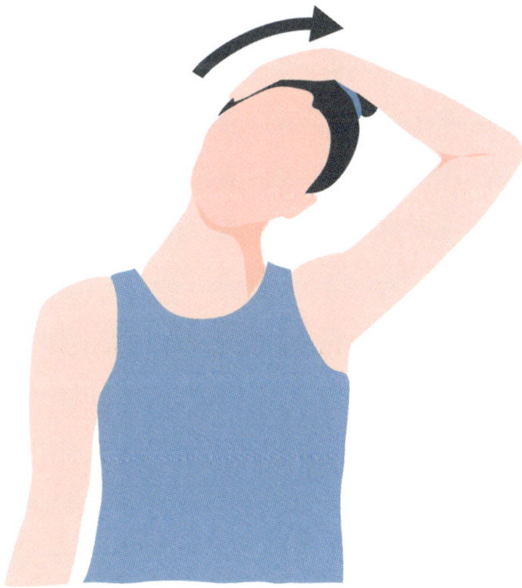

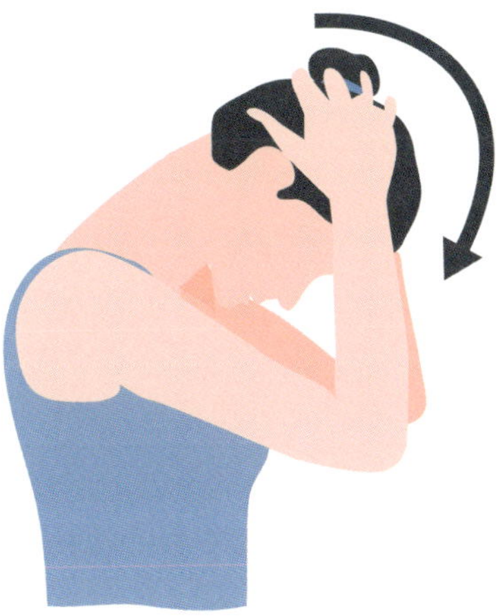

Das Krokodil

Wirkung: Dehnt die seitlichen Bauchmuskeln und öffnet den Brustkorb für eine intensivere Vollatmung.

Anleitung: Legen Sie sich flach auf den Rücken. Strecken Sie Ihre Arme auf der Höhe der Schultern aus. Stellen Sie beide Füße an, sodass Ihre Knie Richtung Himmel zeigen. Lassen Sie mit der Ausatmung beide Knie zur linken Seite kippen. Wechseln Sie anschließend die Seite.

Varianten: Im Krokodil gibt es zahlreiche Variationsmöglichkeiten:

Sie können Ihren Kopf in einer neutralen Halswirbelposition halten, Sie können Ihren Kopf auch gerne entgegengesetzt zu den Beinen drehen.

Sie können beide Arme horizontal ausgestreckt lassen oder die linke Hand auf die Außenseite des rechten Knies legen, um die Dehnung zu intensivieren. Eine weitere Intensivierung findet statt, wenn Sie mit der rechten Hand den linken Fuß Richtung Gesäß ziehen.

Die Knie können aus der Ausgangsposition einfach zur Seite kippen. Intensiver wird die Dehnung, wenn die Knie während der Übung übereinander gestapelt bleiben. Noch intensiver wird die Übung, wenn Sie in der Rückenlage zunächst das rechte Bein über den linken Oberschenkel schlagen und dann Ihre beiden Beine nach links kippen lassen.

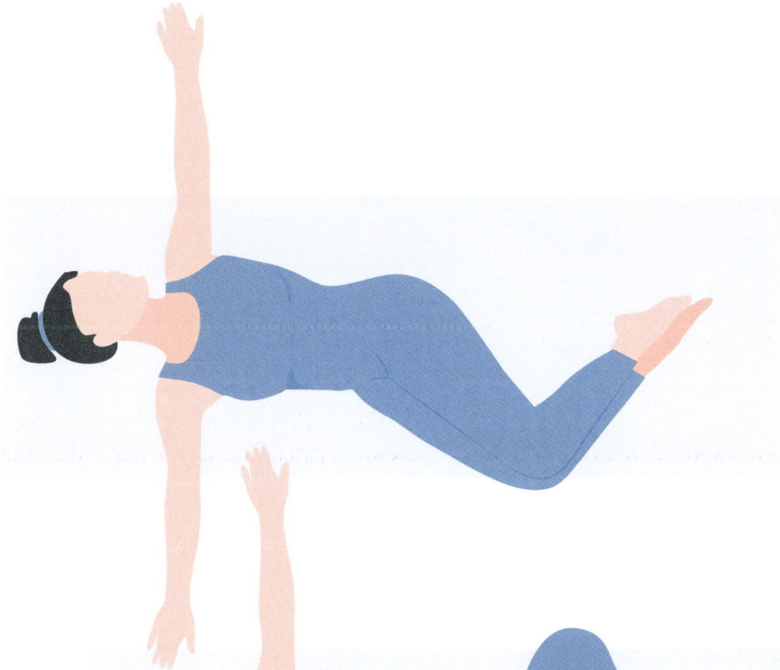

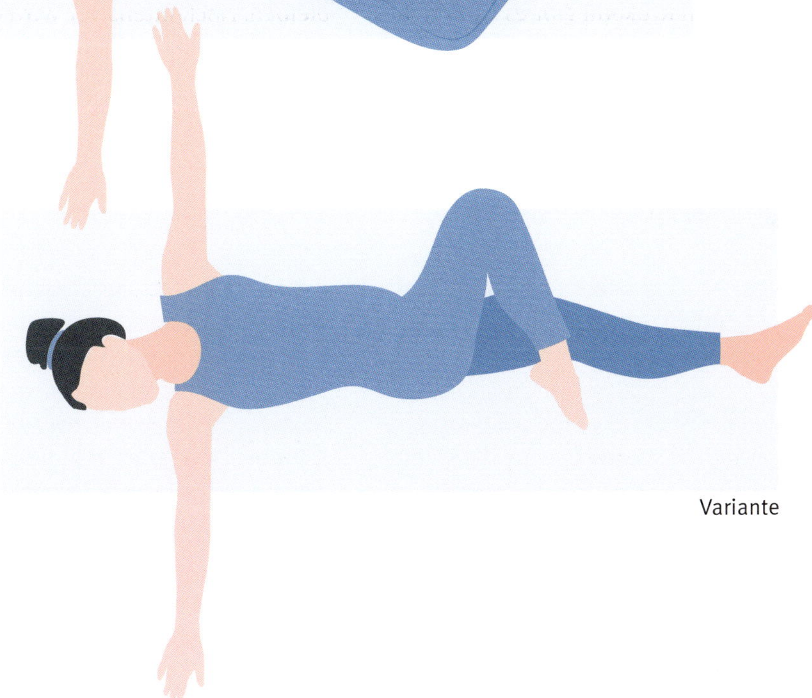

Variante

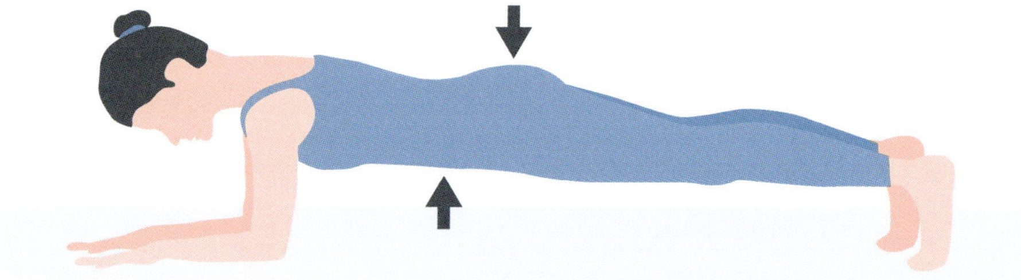

Die Planke

Wirkung: Kräftigt den Rumpf und damit die Atemhilfsmuskulatur im Bauch- und Brustbereich.

Anleitung: Stützen Sie sich auf Ihren Unterarmen ab. Versuchen Sie dabei, die Unterarme möglichst parallel zueinander zu halten. Stellen Sie Ihre Fußspitzen auf den Boden ab und heben Ihren Körper in einer Linie in die Luft. Achten Sie dabei insbesondere darauf, dass der Nacken nicht überstreckt und der Po nicht »durchhängt.« Halten Sie die Übung mindestens 30 Sekunden. Wiederholen Sie sie bis zu 3-mal.

Variante: Anstatt der statistischen Variante ist auch eine dynamische Variante möglich. Rollen Sie dafür über Ihre Zehen vor und zurück. Achten Sie insbesondere beim Nachvornerollen darauf, dass Ihre Schultern weiter nach hinten-unten zeigen (also weg von den Ohren).

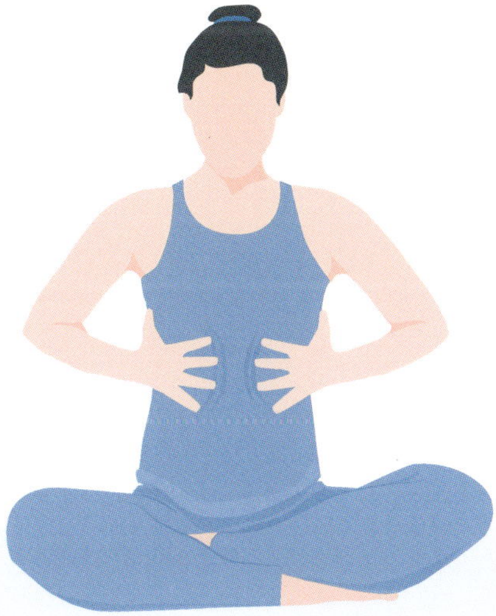

Flankenatmung

Wirkung: Kräftigung der Zwischenrippenmuskulatur und Erhöhung der Aktivität des Zwerchfells.

Anleitung: Wählen Sie eine der auf S. 85 vorgestellten Sitzpositionen. Legen Sie dann Ihre Hände seitlich auf die unteren Rippenbögen und atmen Sie so vollständig aus, dass sich die Fingerspitzen berühren. Bei der Einatmung bleibt der untere Bauch aktiv nach innen gezogen, während der obere Bauch sich hebt. Dadurch fächern sich die Rippen langsam zu den Seiten auf und die Fingerspitzen entfernen sich voneinander. Atmen Sie wieder vollständig aus. Wiederholen Sie dies für 10–15 Atemzüge.

Variante: Legen Sie eine Hand alternativ auf Ihren Unterbauch, um bei der Einatmung zu spüren, dass dieser flach bleibt, während sich der obere Bauch hebt.

Katze – Kuh

Wirkung: Mobilisiert die Wirbelsäule und kräftigt die Bauchmuskulatur.

Anleitung: Kommen Sie in einen 4-Füßler-Stand. Die Hände sind unter den Schultern platziert, sodass ein rechter Winkel zwischen Ihren Armen und Ihren Händen entsteht. Die Ellenbeuge zeigt nach vorne und ist minimal gebeugt. Die Hände sind neutral, also weder nach innen noch nach außen rotiert, die Finger sind weit gespreizt. Die Knie stehen hüftbreit unter der Hüfte, sodass 2 rechte Winkel zwischen Unterschenkel und Oberschenkel sowie Oberschenkel und Rumpf entstehen.

Bei der Ausatmung runden Sie Ihre Wirbelsäule, beim Becken beginnend. Das Becken kippt, der Bauchnabel zieht nach innen, der Brustkorb nach oben und das Kinn Richtung Brustbein. Bei der Einatmung öffnen Sie Ihre Wirbelsäule, beim Becken beginnend. Schieben Sie Ihr Steißbein nach oben, die Bauchdecke zieht Richtung Boden, das Brustbein schiebt nach unten-vorne, die Schultern ziehen nach oben-hinten und zuletzt hebt sich der Kopf sanft. Wiederholen Sie dies für 10–15 Atemzüge. Setzen Sie sich kurz zurück, entspannen Ihre Handgelenke. Kreisen Sie dazu gerne die Hände. Und führen 2 weitere Runden durch.

Variante: Strecken Sie im 4-Füßler-Stand den rechten Arm nach vorne und das linke Bein nach hinten. Ziehen Sie mit der Ausatmung Knie und Ellbogen unter dem Körper zusammen und machen Sie sich wie in der Katze ganz rund. Strecken Sie mit der Einatmung Arm und Bein über die Horizontale hinaus nach oben, sodass wie in der Kuh eine Öffnung der Wirbelsäule entsteht.

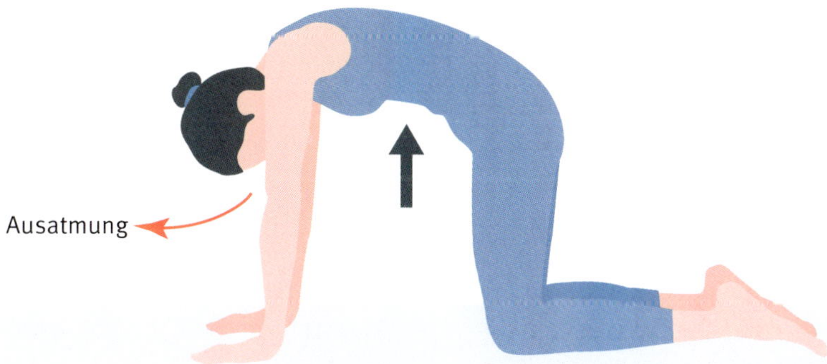
Ausatmung

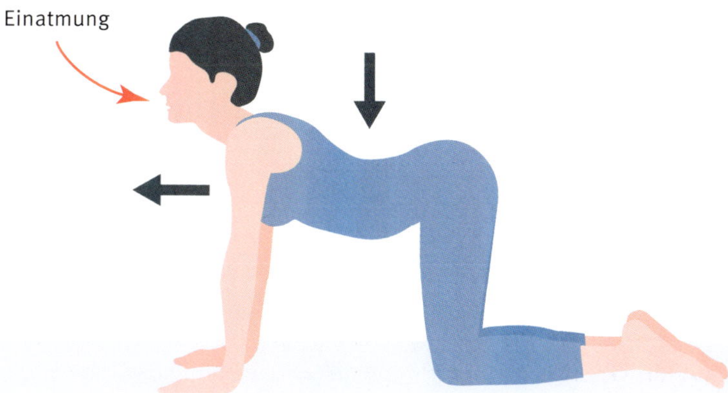
Einatmung

Das 4-Wochen-Programm

Um eine Übungsroutine aufzubauen, kann es hilfreich sein, einem bestimmten Zeitplan zu folgen, der vorgibt, an welchem Tag welches Übungsprogramm ansteht. Das 4-Wochen-Programm ist so eine einfache Hilfestellung, die Ihnen den Einstieg erleichtert. In diesem Programm gehe ich davon aus, dass Ihre normale Atemfrequenz etwa 14/Minute ist. Das bedeutet, Sie atmen etwa 2 Sekunden lang ein und 2 Sekunden lang aus. Haben Sie bereits eine niedrigere Atemfrequenz, können Sie entsprechend auch bei einem anderen Tag einsteigen.

Die Ziele des 4-Wochen-Programms sind:

- Erlernen der Bauchatmung
- Verlängerung der Ausatmung
- Senkung der Atemfrequenz auf 6 Atemzüge/Minute
- Regelmäßige Integration der Atemübungen in den Alltag zur lang anhaltenden Senkung des Blutdrucks

Führen Sie die Übungen täglich durch. Wählen Sie eine der zuvor beschriebenen Haltungen (S. 85/86) für die Übung. Nutzen Sie gerne die Variationen mit den Händen, um die Bauchatmung besser zu spüren und den Atem besser zu lenken. Sobald Sie das Gefühl der Überforderung haben, gehen Sie wieder einen Schritt zurück und üben die zuvor beschriebene Übung 1–3 Tage länger und überlegen dann, ob Sie weitergehen möchten.

Anleitung:

- Messen Sie Ihren Blutdruck jeweils unmittelbar vor und unmittelbar nach der Übung. Notieren Sie sich Ihre Werte.
- Geben Sie Ihr subjektives Empfinden vor und nach der Übung an. Malen Sie dafür z. B. 2 Smilies in die Spalte »Wie fühlen Sie sich?«.
- Wenn Sie sich den Stresstest nach Prof. Kaluza aus dem Internet heruntergeladen haben, können Sie auch gern vor dem 4-Wochen-Programm und danach damit testen, ob Ihr Stresslevel erkennbar gesunken ist.

Bei den ersten vier Tagen geht es vor allem darum, dass Sie zunächst ein Gespür für das bewusste Führen der Atmung bekommen. Lernen Sie hier vor allem Ihren Fokus zu schärfen (innere Haltung) und die ganze Zeit wirklich konzentriert bei Ihrer Atmung zu bleiben.

Sollten Sie sich mit der Vollatmung nicht wohlfühlen, ist es vollkommen in Ordnung, wenn Sie das ganze Programm über bei der Bauchatmung bleiben. Dies hat so viele positive Effekte, dass der Effekt auf jeden Fall auch spürbar sein wird. Probieren Sie einfach etwas aus und testen Sie, wie es Ihnen gut damit geht. Und nochmals, da es so wichtig ist: Sobald Sie das Gefühl der Überforderung haben, gehen Sie wieder einen Schritt zurück und üben die zuvor beschriebene Übung 1–3 Tage länger und überlegen dann, ob Sie weitergehen möchten.

Wenn Sie das 4-Wochen-Programm erfolgreich absolviert haben, sind Sie bei täglich 10 Minuten Yoga-Atmung angelangt. Behalten Sie diese gesunde, entspannende und blutdrucksenkende Routine bei und üben weiterhin täglich 10 Minuten.

Ihr 4-Wochen-Programm zur entschleunigten Atmung

Tag	Übungsdauer	Atemtaktung	Blutdruck davor	Blutdruck danach	Wie fühlen Sie sich?

Woche 1

Konzentrieren Sie sich die erste Woche voll und ganz auf die Bauchatmung. Atmen Sie durch die Nase tief und gleichmäßig ein, sodass sich der Bauch sanft nach vorne wölbt. Wenn Sie durch die Nase wieder tief und gleichmäßig ausatmen, senkt sich die Bauchdecke wieder nach innen.

Tag	Übungsdauer	Atemtaktung	Blutdruck davor	Blutdruck danach	Wie fühlen Sie sich?
Tage 1 + 2	3 Minuten	Einatmung: 4 Sekunden Ausatmung: 4 Sekunden			
Tage 3 + 4	4 Minuten	Einatmung: 4 Sekunden Ausatmung: 4 Sekunden			
Tage 5 + 6	5 Minuten	Einatmung: 4 Sekunden Ausatmung: 4 Sekunden			
Tag 7	5 Minuten	Einatmung: 4 Sekunden Ausatmung: 5 Sekunden			

Woche 2

Ergänzen Sie die Bauchatmung nun um die Flankenatmung. Führen Sie weiter tiefe und gleichmäßige Atemzüge durch die Nase aus. Nachdem Sie den Atem bis tief in den Bauch geführt haben, steigt der Atem, wie bei einer Welle, weiter nach oben, sodass sich die Flanken zur Seite weiten. Bei der Ausatmung wieder in umgekehrter Reihenfolge zunächst kehren die Rippen und dann der Bauch zur Ausgangslage zurück. Nutzen Sie das Bild der Welle, die vor- und zurückrollt. So fließt auch der Atem ein und wieder aus.

Tag	Übungsdauer	Atemtaktung	Blutdruck davor	Blutdruck danach	Wie fühlen Sie sich?
Tage 8 + 9	5 Minuten	Einatmung: 4 Sekunden Ausatmung: 5 Sekunden			
Tage 10 + 11	6 Minuten	Einatmung: 4 Sekunden Ausatmung: 5 Sekunden			
Tage 12–14	7 Minuten	Einatmung: 4 Sekunden Ausatmung: 5 Sekunden			

Tag	Übungsdauer	Atemtaktung	Blutdruck davor	Blutdruck danach	Wie fühlen Sie sich?

Woche 3 + 4

Vervollständigen Sie ab der dritten Woche die Vollatmung. Denken Sie wieder an die Nasenatmung und das gleichmäßige Ein- und Ausströmen. Bei der Einatmung hebt sich zunächst der Bauch, dann weiten sich die Flanken und zuletzt hebt sich das Brustbein nach oben und die Schulterblätter öffnen sich weit nach hinten (die Schultern selbst bleiben dabei entspannt nach unten hängen). So wie der Atem wellenartig eingeströmt ist, fließt er wieder wellenartig aus: Zunächst senken sich die Schulterblätter und das Brustbein nach innen, dann die Flanken und zuletzt die Bauchdecke.

Tag	Übungsdauer	Atemtaktung	Blutdruck davor	Blutdruck danach	Wie fühlen Sie sich?
Tage 15–19	7 Minuten	Einatmung: 4 Sekunden Ausatmung: 5 Sekunden			
Tage 20 + 21	7 Minuten	Einatmung: 4 Sekunden Ausatmung: 6 Sekunden			
Tage 22–24	8 Minuten	Einatmung: 4 Sekunden Ausatmung: 6 Sekunden			
Tage 25–27	9 Minuten	Einatmung: 4 Sekunden Ausatmung: 6 Sekunden			
Tag 28	10 Minuten	Einatmung: 4 Sekunden Ausatmung: 6 Sekunden			

Die Besonderheiten der Atmung im Yoga

Von Ines Mikisek

Yoga bedeutet nicht nur Körperübungen, sondern eine Lebensphilosophie, bei der die bewusste Atemlenkung eine große Rolle spielt.

Die Begriffe »Atmung« und »Atem« werden umgangssprachlich meist gleichbedeutend verwendet. Während die »Atmung« den Prozess im Sinne des lebenserhaltenden Stoffwechsels meint, bezieht sich der »Atem« auf etwas Umfassenderes, das sowohl die körperliche als auch die seelische bzw. geistige Ebene umfasst.

Die Atemübungen im Yoga werden auch »Pranayama« genannt. Pranayama ist eine Bezeichnung auf Sanskrit und setzt sich aus den Silben »Prana« und »Yama« bzw. »Ayama« zusammen. »Prana« steht für Lebensenergie. »Yama« kann mit Kontrolle/Lenkung übersetzt werden und »Ayama« mit Ausdehnung bzw. Ausbreitung. Diese Lebensenergie fließt im yogischen Verständnis durch den gesamten physischen und mentalen Körper und schafft so eine Verbindung zwischen Physis (Körper) und Psyche (Geist). Zusammengesetzt bedeutet Pranayama also das bewusste Lenken sowie Ausbreiten der Lebensenergie. Erreicht werden kann dieses Ziel durch beständiges Üben und Achtsamkeit. Lebensenergie wird durch drei Formen dem Körper zugeführt: Nahrung, Wasser und Atem. Während der Mensch 40 Tage ohne Essen und bis zu 5 Tage ohne Trinken überleben kann, gelingt es ihm ohne Atmung nur wenige Minuten. Damit steht das Lenken der Atmung an oberster Stelle.

Während man im Alltag meist unbewusst atmet, werden in der Yoga-Praxis bestimmte Techniken verwendet, um den Atem bewusst zu steuern. Pranayama, die Atemübungen im Yoga, sind damit sehr vielfältig und beinhalten unterschiedlichste Techniken und Atemräume. Wenn in diesem Buch von Yoga-Atmung gesprochen wird, dann verstehen wir darunter nicht diese hohe Komplexität.

Yoga-Atmung meint in diesem Buch eine Verlangsamung der Atmung, eine bewusste Absenkung der Atemfrequenz durch Achtsamkeit auf das »Objekt« der Atmung sowie ein gleichmäßiges Ein- und Ausströmen der Atmung, bei der sowohl der Bauchraum als auch der Brustkorb genutzt wird.

» *Yoga-Atmung ist in diesem Buch zu verstehen als*
- *eine langsame, entschleunigte Atmung*
- *ein gleichmäßiges Aus- und Einströmen der Atmung*
- *Nutzung des Bauchraumes und des Brustkorbes bei der Atmung*
- *bewusste, achtsame Atemführung*

Bei Pranayama werden neben der Brust- und Bauchatmung noch weitere Atemräume unterschieden. Oftmals unterscheidet der Yoga hier 4 Atemräume. Bei bestimmten Atemübungen werden diese noch weiter differenziert. Für diese Darstellung sollen die 4 Atemräume ausreichen. Diese sind:

- Brustraum
- Bauchraum
- Flanken (seitliche Rippen)
- Rücken

Um diese Atemräume gezielt anzusteuern, bedarf es sowohl der Haupt-Atemmuskulatur als auch der Atemhilfsmuskulatur. Während die Haupt-Atemmuskulatur auch bei der unbewussten Atmung eingesetzt wird, muss die Atemhilfsmuskulatur häufig gezielt zur Unterstützung der Atmung trainiert werden. Die Haupt-Atemmuskulatur umfasst das Diaphragma (Zwerchfell) und die Interkostalmuskulatur (Rippenzwischenmuskulatur). Das Zwerchfell spannt sich kuppelförmig zwischen dem Bauchraum und dem Brustraum auf. Die Rippenzwischenmuskulatur ist die fischgrätenartig angeordnete Muskulatur zwischen den Rippen und bewegt bei der Atmung den Brustkorb. Zu der Atemhilfsmuskulatur gehören Anteile der Hals-, Brust- als auch Bauchmuskulatur. Im Detail können dabei die unterschiedlichen Muskeln entweder die Ein- oder die Ausatmung unterstützen. Im vorausgehenden Kapitel wurden Übungen gezeigt, die zur Stärkung sowie Dehnung der Atemmuskulatur dienen, um den Atemfluss zu erleichtern und zu erhöhen. Alles mit dem Ziel, den Atem bewusst zu verlangsamen. Und damit den Ruhenerv zu stimulieren. Und wiederum den Blutdruck zu senken.

Yoga ist eine ganzheitliche Philosophie

Die Yoga-Übungen/-Positionen oder -Haltungen, die mit »Yoga« umgangs-

Der achtgliedrige Pfad auf einen Blick

1. **Yamas** (der Umgang mit der Umwelt)
2. **Niyamas** (der Umgang mit sich selbst)
3. **Asanas** (der Umgang mit dem Körper)
4. **Pranayama** (der Umgang mit dem Atem)
5. **Pratyahara** (der Umgang mit den Sinnen)
6. **Dharana** (Konzentration)
7. **Dhyana** (Meditation)
8. **Samadhi** (die innere Freiheit)

Das Besondere bei der Atmung ist, dass, auch wenn ihr ein eigener Pfad gewidmet ist, sie bei allen anderen Pfaden auch eine wichtige Rolle spielt, insbesondere bei den Pfaden 3 und 7. Würde der Atem nicht jede Asana (Yoga-Übung) begleiten, so wären es reine Sportübungen.

sprachlich oft gemeint sind, sind nur ein Teil der ganzheitlichen Yoga-Philosophie. Eine Annäherung, um alle Dimensionen von Yoga zu begreifen, ermöglicht der achtgliedrige Pfad. Der achtgliedrige Pfad findet sich im Yoga-Sutra wieder, dem über 2000 Jahre alten klassischen Leitfaden für Yoga. Die Yoga-Übungen finden sich im dritten Pfad wieder (Asanas). Die Atmung im vierten Schritt (Pranayama). Der Umgang mit dem Geist hat besondere Bedeutung und spiegelt sich daher in drei Pfaden wider: der Konzentration (Pfad 6), der Meditation (Pfad 7) und der inneren Freiheit (Pfad 8).

Die 4 Atemphasen im Yoga

Bei der Yoga-Atmung geht es um eine langsame Atmung. Es geht darum, den Körper mit viel Sauerstoff zu versorgen und den Ruhenerv zu stimulieren. Achten Sie bei der »Vollatmung« (der Nutzung möglichst aller Atemräume) vor allem darauf, den Bauchraum mit in die Atmung einzubeziehen. Wenn Sie experimentierfreudig sind, dann probieren Sie gerne auch die zwei weiteren Atemräume aus.

Nun stellt sich noch die Frage, wie diese Atemräume bei der Vollatmung benutzt werden. Sie kennen bereits die Phasen der Ein- und Ausatmung. Für viele Techniken im Pranayama werden weiterhin die Phasen der Atempausen unterschieden. Insgesamt hat jeder Atemzug damit vier Phasen.

Die 4 Atemphasen:

1. Einatmung (Puraka)
2. Atempause mit voller Lunge (Antara Kumbhaka)
3. Ausatmung (Rechaka)
4. Atempause mit leerer Lunge (Bahya Kumbhaka)

» Die Phase der Ausatmung sowie die Phase der Atempause mit leerer Lunge sorgen für Entspannung. Konzentrieren Sie sich bei der Yoga-Atmung auf diese Phasen.

Die Atempause führt auf die Begrifflichkeit »Kumbha« zurück, was übersetzt so viel wie Krug heißt. Man kann sich die Lungen also als Krug vorstellen, der gefüllt und geleert wird. Die Atemphasen insgesamt haben unterschiedliche Wirkungen auf Körper und Geist. Dabei kann man sich als erste Unterscheidung merken, dass die Phase der Einatmung und die Phase der Atempause mit voller Lunge anregend wirken, während die Ausatmung und die Atempause mit leerer Lunge entspannend wirken. Will ich morgens nach dem Aufstehen also wach und munter in den Tag starten, dann sollte meine Aufmerksamkeit mehr auf den ersten zwei Phasen liegen. Diese sollten also im Verhältnis länger sein als die Phasen drei und vier. Will ich entspannen, dann werden die Phasen drei und vier verlängert. Die Verlängerung der Atemphasen immer jeweils nur so weit üben, wie es angenehm ist!

Yoga-Atem-Techniken

Zur Füllung der Atemräume in den einzelnen Atemphasen können nun im Pranayama unterschiedliche Atemtechniken angewendet werden. Grundsätzlich soll jede Phase bei der Atmung mühelos sein. Das bedeutet, dass sowohl der Körper als auch der Geist in einer entspannten Haltung sind. Wenn eine Übung nicht bekömmlich ist, sollte sie so verändert werden, dass dies möglich ist. Wenn auch mit einem erfahrenen Lehrer keine individuell entsprechenden Anpassungen vorgenommen werden können, dann sollte diese spezifische Übung nicht ausgeführt werden. Zum Glück gibt es ja ganz viele unterschiedliche Atemtechniken im Yoga.

Ich möchte Ihnen an dieser Stelle nur zwei der vielen Techniken vorstellen. Beide Techniken erfordern verhältnismäßig wenig Übung und haben keine Einschränkungen bzgl. Vorerkrankungen oder Ähnliches. Für andere bekannte Techniken, wie Bhastrika (Blasebalg-Atmung), Kapalabhati (Feueratmung), Shitali bzw. Shitkari (eisende Atmung) oder Bhramari (Bienenatmung), gilt dies nicht. Deshalb üben Sie diese Techniken immer nur unter Anleitung von und Abklärung mit einem erfahrenen Lehrer.

Die beiden Techniken, die Sie bedenkenlos und auch einfach mal selbst ausüben können, sind die Ujjayi-Atmung (ozeanische Atmung) und die Wechselatmung (Nadi Shodana). Diese haben außerdem einen ausgleichenden, harmonisierenden Effekt und können Sie so gut in Ihren Zielen unterstützen.

Ozeanische Atmung (Ujjayi-Atmung)

Die Ujjayi-Atmung ist die Atemtechnik, die fast alle Yoga-Übungen begleitet. »Ujjayi-Atmung« heißt wörtlich übersetzt »siegreich verlängerte Atmung«, wird aber auch als »ozeanische Atmung« bezeichnet. Dieser Name lässt sich auf das Geräusch zurückführen und die gleichmäßige, wellenförmige Ein- und Ausatmung. Es wird ausschließlich durch die Nase geatmet. Dabei werden die Stimmritzen verschlossen. Ein Rauschen entsteht in der Kehle – fast wie am Meer.

Die Nasenatmung mit Stimmritzenverschluss hat mehrere positive Effekte: Zum einen wird durch den Verschluss und das Verengen der Stimmritze mehr Kontrolle über die Einatmung erlangt; durch den erhöhten Strömungswiderstand wird die Einatmung verlangsamt und kann so bewusster durchgeführt werden. Zum anderen werden Feinstaubpartikel besser aus der Luft gefiltert. Zusätzlich wird die Luft durch die Verengung der Stimmritzen erwärmt, wodurch sich der Sauerstoffaustausch in den Zellen optimiert.

Anleitung: Während der Einatemphase wird bei der Ujjayi-Atmung das komplette Zwerchfell aufgespannt. Dazu wird zunächst der Bauchraum mit Luft gefüllt, dann die unteren Rippenbögen und schließlich der gesamte Brustkorb, bis die Schlüsselbeine sich anheben. Wenn Sie es schaffen, nutzen Sie auch die beiden anderen Atemräume (seitliche Rippen und Rücken). Bei der Ausatmung wird der Luftstrom genauso tief und gleichmäßig durch die Nase wieder ausgeatmet.
Der Atem strömt also wellenförmig in den Körper ein und wellenförmig wieder aus dem Körper aus. Damit die Länge der Einatmung der Ausatmung gleicht, darf mitgezählt werden: Für den Anfang eignet es sich, bis auf 4 beim Ein- und wieder bis auf 4 beim Ausatmen zu zählen. Durch das Zählen wird die Aufmerksamkeit noch mehr auf die Atmung gelenkt und erhöht so wiederum den entspannenden Effekt.

Im Yoga wird die Ujjayi-Atmung vor allem im Vinyasa-Yoga genutzt, um gleichförmig durch die Bewegungen zu fließen. Auch beim Halten von Asanas kommt sie zum Einsatz, um Positionen zu intensivieren, da die Atmung sowohl mehr Kraft und Stärke (durch die vollständige Einatmung) als auch Leichtigkeit und Entspannung (durch die vollständige langsame Ausatmung) bringt. Benötige ich also Kraft in der Position, z. B. in der Planke, konzentriere ich mich auf die Einatemphase. Will ich mehr Tiefe in der Dehnung erreichen (z. B. in der Eidechsenhaltung), konzentriere ich mich auf die Ausatemphase.

Wechselatmung (Nadi Shodana)

Die Wechselatmung (Sanskrit: Nadi Shodana) wirkt ausgleichend und eignet sich daher ideal als Übung vor dem Schlafengehen. Der Begriff Nadi Shodana setzt sich aus den Wörtern »Nadi«, was für Energiekanal, und »Shodana«, was für Reinigung, steht, zusammen. Zudem hilft die Wechselatmung, die Energie besser fließen zu lassen und fördert die Konzentrationsfähigkeit. Je nachdem, auf welche Atemphasen ich meine Aufmerksamkeit lege, hat sie weitere positive Effekte, wie die Erhöhung der Lungenkapazität und die Stärkung von Herz und Kreislauf.

Bei den Energiekanälen liegt die Idee zugrunde, dass die Lebensenergie (Prana) im ganzen Körper durch ein feinnerviges Netzwerk verteilt wird. Dabei gibt es drei Hauptenergiekanäle: Sushumna, Ida und Pingala. Sushumna beginnt am Steißbein, verläuft an der Wirbelsäule entlang und endet an der hinteren Kopfmitte. Ida und Pingala beginnen an der Basis der Wirbelsäule und schlängeln sich, sechsmal kreuzend, um diese herum und weiter bis zu den Nasenlöchern. Ida endet links. Pingala rechts. Ida und Pingala stehen für unterschiedliche Energien: Ida wird mit der weiblichen Energie verbunden, der Mondenergie und steigert die Aktivität des Ruhenervs sowie die der rechten Hirnseite. Dadurch wirkt Ida auf die Gefühle, Intuition etc., und die Entspannung. Pingala wird mit der männlichen Energie, der Sonnenenergie verbunden. Sie wirkt auf den Stressnerv und die linke Hirnseite ein. Damit steigert Pingala die Aktivität und steht für Vernunft, Logik etc.

Anleitung: Für die Wechselatmung wird nun, in einem aufrechten, bequemen Sitz, mit dem rechten Daumen das rechte Nasenloch verschlossen, um durch das linke Nasenloch einzuatmen. Dann wird mit dem rechten Ringfinger das linke Nasenloch verschlossen, um durch das rechte Nasenloch auszuatmen. Dann wird durch das rechte Nasenloch wieder eingeatmet. Der Daumen verschließt das rechte Nasenloch, um durch das linke Nasenloch auszuatmen. Dann durch das linke Nasenloch einatmen. Um es anschließend mit dem Ringfinger zu verschließen, um rechts auszuatmen usw. Ergänzt werden kann es mit Atemverhalten, indem eine kurze Pause gemacht wird, wenn sowohl Daumen als auch Ringfinger beide Nasenlöcher verschließen. Wichtig ist hier der Verschluss der Nasenlöcher mit der rechten Hand: Daumen am rechten Nasenloch, Ringfinger am linken Nasenloch.

Denken Sie bei beiden Varianten an die Nutzung Ihres Bauchraumes! Probieren Sie gerne im Rahmen der Vollatmung aus, bei den beiden Techniken auch die Flanken und den Rücken mitzunutzen. Achten Sie besonders auf die gleichmäßige Ausatemphasen. Loslassen. Entspannen.

Atmung und Entspannung – ein starkes Paar

Von Ines Mikisek

Vermutlich haben Sie schon öfter den Rat gehört, dass Sie sich einfach mehr entspannen müssen, damit Ihr Blutdruck sinkt. Ja, wenn das so einfach wäre …

Tatsächlich gibt es für jeden Menschen die richtige Entspannungstechnik; man muss sie nur in dem vielfältigen Angebot finden und die passende Technik ist eben individuell. Was Ihrer Freundin guttut, muss nicht bei Ihnen funktionieren und umgekehrt. Da hilft nur Ausprobieren.

Ganz allgemein sollen Entspannungstechniken Stress entgegenwirken und zur Regeneration beitragen. Langfristig geht es darum, Anspannungen zu lösen und innere Unruhe bzw. Nervosität zu lindern. Regeneration bedeutet, dass ein gesundes Gleichgewicht wieder hergestellt werden soll, in dem der Mensch ausgeglichen ist. Dabei können Entspannungstechniken sowohl eine abmildernde als auch puffernde Funktion aufweisen.

Abmildernd können sie auf den unmittelbaren Auslöser der Anspannung wirken, da durch Entspannungstechniken die Person befähigt wird, in der konkreten Stresssituation effektiver zu reagieren. Stellen Sie sich vor, Sie müssten gleich auf die große Bühne. Sie sind super nervös. Sie haben gelernt, sich durch tiefe Bauchatmung zu beruhigen. Sie atmen 10 tiefe, langsame, vollständige Atemzüge in den Bauchraum. Der Ruhenerv wird aktiviert. Die Anspannung sinkt. Sie konnten den Stressor erfolgreich abmildern.

Puffernd wirken Entspannungstechniken gegen mögliche zukünftige Stressoren, indem sich durch regelmäßige Anwendung von Entspannungstechniken die eigene Widerstandsfähigkeit (Resilienz) gegenüber Belastungen erhöht. So kann ein Grundzustand erreicht werden, indem man Stressreizen gegenüber weniger anfällig wird. Das Kindergeschrei zu Hause macht Ihnen nicht mehr so viel zu schaffen. Das ständige Klingeln des Telefons bringt Sie nicht mehr auf 180. Die vielen Termine nehmen Sie mit mehr Gelassenheit hin. Sie haben durch regelmäßige Entspannungsübungen die Stressoren erfolgreich gepuffert.

» *Entspannungstechniken können in konkreten Stresssituationen abmildernd und auch als Puffer für künftige Stresssituationen wirken, indem sie die Widerstandsfähigkeit erhöhen.*

Durch Entspannung entstehen so positive Effekte auf Körper und Geist. Dieser Effekt tritt vor allem aufgrund der Wirkung auf den Ruhenerv ein. Durch die Beruhigung der Systeme können Gedanken, Gefühle und Körperempfindungen besser wahrgenommen werden. Übende, die regelmäßig Entspannungstechniken anwenden, können so mehr und mehr Einfluss auf den eigenen Zustand nehmen. So kann unter anderem auch der Atem besser und effektiver kontrolliert werden. Dieser Effekt ist nicht nur während des Übens zu beobachten, sondern verfestigt sich auch im Alltag.

Welche Entspannungstechniken gibt es?

In diesem Abschnitt sollen einige Entspannungstechniken vorgestellt werden. Dabei erhebt die folgende Auflistung keinen Anspruch auf Vollständigkeit. Vielmehr soll ein erster Einblick geschaffen werden, wie vielfältig Entspannungstechniken sind. Jeder kann das Richtige für sich finden! Haben Sie Mut beim Ausprobieren, Variieren und Kombinieren.

Eines bleibt: Die entschleunigte Yoga-Atmung ist zur Senkung des Blutdrucks vollkommen ausreichend. Die hier dargestellten Entspannungstechniken stellen lediglich sinnvolle Ergänzungen bzw. Variationen dar. Das großartige ist: Wenn Sie die entschleunigte Atmung beherrschen, ist das bereits die ideale Grundlage für alle weiteren Entspannungstechniken. Denn es gilt: Ohne entschleunigte Atmung keine Entspannung!

Progressive Muskelrelaxation (PMR)

Das Tiefenentspannungsverfahren der Progressiven Muskelrelaxation wurde 1929 vom amerikanischen Arzt Edmund Jacobsen entwickelt. Die Idee ist, durch eine willentliche bewusste Anspannung eine anschließend umso tiefere Entspannung von einzelnen Muskelgruppen herbeizuführen. Dazu werden alle Muskelgruppen im Wechsel erst angespannt und dann entspannt. So wird sowohl die Grundspannung im Körper ausgeglichen als auch die Körperwahrnehmung geschult. Beides beeinflusst über das vegetative Nervensystem auch die mentale Anspannung und führt zu einer Verbesserung der Stressregulation. Die Entspannungsphase der Muskultur wird i. d. R. durch ein langes, langsames Ausatmen begleitet. Die Aktivierung des Ruhenervs bringt neben dem Loslassen der Muskeln auch eine Entspannung auf der mentalen Ebene mit sich.

Meditation

Es gibt zahlreiche Formen der Meditation. Die Atemmeditation ist beispielsweise im buddhistischen Zen zu finden. Der Praktizierende folgt mit Aufmerksamkeit dem Ein- und Ausströmen des eigenen Atems. Es gibt transzendentale Meditationen, anthroposophische Meditationen, stille Meditationen, Gehmeditationen, dynamische Meditationen und noch viele andere mehr. Gemein haben alle Formen der Meditation das Ziel, die Gedanken loszulassen und diese wie »Wolken am Himmel vorbeiziehen zu lassen«, ohne daran festzuhalten. Somit soll sowohl Körper als auch Geist ganz im Hier-und-Jetzt ankommen. Ängste über die Zukunft sollen genauso wie Sorgen von der Vergangenheit losgelassen werden. Durch das Ankommen im Moment kann so Entspannung entstehen. Dazu bedarf es eines Meditationsobjekts. Bei der Atemmeditation ist das Objekt, auf das sich der Meditierende fokussiert, die Atmung. Bei der Gehmeditation ist das Objekt, wie die Füße auf dem Boden abgerollt werden. Bei der stillen Meditation kann es ein Bild sein. Unser Interesse gilt hier insbesondere der Atmung als Objekt der Meditation. Eine einfache Form der Atemmeditation (S. 113) finden Sie daher auch als Übung am Ende dieses Kapitels.

Bodyscan

Der Bodyscan ist eine Mischung aus PMR und Meditation. Der Bodyscan ist eine Übung, bei der das Meditationsobjekt der eigene Körper ist. Die Aufmerksamkeit bleibt also während der Entspannung über die ganze Zeit beim eigenen Körper. Dabei wandert man, ähnlich wie bei PMR, schrittweise durch den ganzen Körper, allerdings ohne diesen bewusst an- oder zu entspannen. Es geht um das reine (wertungsfreie) Wahrnehmen und Hineinspüren. Klassischerweise beginnt man bei den Füßen und endet am Scheitel. Dabei begegnen Sie sich selbst und allen Ihren Gedanken, Empfindungen und Gefühlen mit einer wohlwollenden, akzeptierenden Haltung. Die Atmung spielt hier eher indirekt eine Rolle.

Biofeedback

Auch Biofeedback ist eine Entspannungsmethode. Durch das direkte und sofortige physiologische Feedback werden nicht nur Rückschlüsse auf den inneren Zustand erlaubt, sondern auch dessen Regulation effektiver ermöglicht. Robinson, Hopke und Massey-Abernathy formulieren in »Learning to relax« das Ziel des Biofeedbacks, die gewonnene

Kontrolle über die Regulation des Atems in den Alltag zu integrieren. Biofeedback zur Blutdrucksenkung stellen wir Ihnen im Kapitel »Biofeedback des Blutdrucks« (S. 122) vor.

Rezitieren

Das (rhythmische) Rezitieren spielt in unterschiedlichen Bereichen eine wichtige Rolle: Ob im Sufismus das Rezitieren von Gebeten oder im Yoga das Rezitieren von Mantren oder bei buddhistischen Mönchen das Rezitieren von buddhistischen Schriften, z. B. das Palikanon. Durch das Rezitieren wird eine gleichmäßige, rhythmische Atmung erzeugt. Diese Atmung ist in der Regel langsamer als unsere Alltagsatmung. Daher wirkt diese wiederum entspannend auf Körper und Geist und kann in einen Trance-Zustand führen.

Yoga

Auch Yoga gilt als Entspannungstechnik. Durch die angestrebte Vereinigung von Körper und Geist gemäß der yogischen Philosophie wird der Fokus, ähnlich wie in der Meditation, ganz auf den Moment ausgerichtet. Yoga verbindet hier noch viel mehr die Körper-Geist-Ebene. Auch wenn in unserer westlichen Welt die körperlichen Übungen im Vordergrund stehen, ist die Ausrichtung in den Haltungen und der richtige Einsatz der Atemtechnik in und in den Übergängen der Haltungen essenziell, wodurch wiederum ein Einklang von Körper und Geist im Hier-und-Jetzt erzielt wird. Entspannung kann entstehen. Durch das bewusste Ein- und Ausatmen in den jeweiligen Haltungen im Yoga verlangsamt sich die Atmung. Der Geist entspannt. Der Atem entschleunigt.

Auch im Tai-Chi, Qigong und weiteren Formen lassen sich ähnliche Ansätze finden, die eine ähnliche entspannende Wirkung entfalten können.

Mindfulness-based Stress Reduction (MBSR)

MBSR wurde in den 1970er von Jon Kabat-Zinn entwickelt. Die Methode umfasst ein ganzes Programm, wobei Yoga ein Teil davon bildet. Daneben kommen weitere Übungen aus dem meditativen Bereich zum Einsatz, ebenso wie Ansätze aus der modernen Psychologie und Stressforschung. Das Programm eignet sich vor allem, um einzelne Methoden sinnvoll miteinander zu verbinden und zu integrieren. Somit spielt auch die langsame Atmung bei MBSR eine wichtige Rolle.

Entspannung durch Berührung

Berührungen vermitteln das Gefühl, auf dieser Welt und mit seinen Sorgen nicht allein zu sein. Sie haben dadurch unmittelbar eine entschleunigende Sofortwirkung. Durch den Körperkontakt bauen sich Spannungen ab, unabhängig davon, ob die Berührung durch eine Massage erfolgt, Akupressur angewendet wird oder kinesiologisch Energieblockaden gelöst werden. Um die Wirksamkeit zu erhöhen, kann ein Gleichschritt im Atem genutzt werden. Zunächst übernimmt der Berührende (z. B. der Masseur) den Atemrhythmus des Berührten. Durch das sogenannte »Pacing« kann der Atem des Behandelten entschleunigt werden, indem der Masseur seinen eigenen Atem immer langsamer werden lässt.

Hypnose

Hypnosetechniken werden als Entspannungsverfahren zur Rauchentwöhnung, zur Behandlung von Ängsten, Allergien und Süchten, zur Linderung von chronischen Schmerzen oder auch zur Leistungssteigerung im Profisport eingesetzt. Während der Hypnose wird durch einen Trancezustand die direkte Ansprache des Unterbewusstseins ermöglicht. Verhaltensänderungen können so initiiert werden und aus der ehemaligen Angst vor öffentlichen Reden kann Selbstbewusstsein werden. Die Atmung spielt hier eher indirekt eine Rolle. Während des Trancezustandes lässt sich in der Regel ein entschleunigter Atem feststellen.

Aktive Entspannung

Entspannung ist nicht gleichbedeutend mit stillem Liegen oder Sitzen. Auch Bewegung kann entspannend wirken. Ob Wandern, Joggen, Schwimmen oder Tanzen – durch den Ausgleich auf der körperlichen Ebene wird es einfacher, mit Stress umzugehen, da durch Bewegung der Körper das Stresshormon Cortisol besser abbauen kann. Und wie gut tut es, wenn man im Wald spazieren geht, einfach mal richtig tief durchzuatmen! Mehr dazu gibt es im Kapitel »Mit Sport auf die Stressbremse treten« (S. 135).

Mentale Techniken

Unterschiedlichste mentale Techniken können helfen, sowohl um kurzfristig Anspannung zu lösen als auch um langfristig in einen entspannteren Zustand zu gelangen. Hierzu zählen die Wahrnehmungslenkung, das Führen von positiven Selbstgesprächen oder auch die kontrollierte Abreaktion. Bei der Wahrnehmungslenkung wird die Aufmerksamkeit auf ein Objekt gelenkt, um Stressquellen auszublenden und die Gedanken wieder auf das Wesentliche zu fokussieren. Bei den positiven Selbstgesprächen wird ein innerer Dialog geführt, indem mehrfach ein positives Ziel formuliert wird, z. B. »Ich darf kurz tief durchatmen, um dann den Vortrag mit Bravour zu meistern.« Die kontrollierte Abreaktion kann sich durch lautes Schreien, dem Zerknüllen von Papier oder einem Schlag auf den Tisch äußern. Durch das Ablassen von Dampf wird der Kopf wieder frei und Anspannung löst sich augenblicklich. Bei der Wahrnehmungslenkung spielt der Atem indirekt eine Rolle, da durch die Fokussierung dieser sich unbewusst verlangsamt. Mit der kontrollierten Abreaktion geht in der Regel ein langes Ausatmen einher, wodurch wiederum der Ruhenerv aktiviert wird und nach der Lösung der Anspannung durch den Schrei, Knall etc. der Körper insgesamt in einen entspannteren Zustand kommt.

Weitere Entspannungstechniken

Es gibt noch viele weitere Entspannungstechniken. Musik kann beispielsweise – je nachdem, welche Emotionen das Lied übermittelt – entspannend wirken. Schlaf ist die am meisten unterschätze Komponente auf Entspannung. Insbesondere der Schlaf im Einklang mit dem Biorhythmus hat positive Auswirkungen. Auch Lachen – vor allem in Gesellschaft von anderen – ist eine super Entspannungsmethode und sehr wirksam zum Abbau von Stress. Bereits das Reden mit anderen hilft, um Anspannungen abzubauen.

Entspannung und entschleunigte Atmung gehören zusammen

In vielen der oben beschriebenen Entspannungstechniken hat der Atem eine zentrale Bedeutung. Im Sufismus (spirituelle islamische Strömung) heißt es beispielsweise: »Jeder Atemzug ist eine Perle von unschätzbarem Wert. Sei deshalb aufmerksam und hüte jeden Atemzug gut. Die Atemzüge sind gezählt.« Im Buddhismus gilt der Atem als Tor zum Augenblick und zur Wirklichkeit.

Zusammenfassend gilt: Ohne entschleunigte Atmung keine Entspannung. Da dieser Effekt auch umgekehrt eintritt, gilt ebenso: Wenn der Körper entspannt ist und wenn der Geist still ist, dann verlangsamt sich die Atmung. Der Atem fließt dann in einem gleichförmigen Strom ein- und wieder aus. Nutzen Sie hier vor allem die Bauchatmung. Die Bauchatmung gilt als beruhigendste unter den Atemtechniken. Durch die Bauchatmung geben Sie Ihren inneren Organen außerdem eine sanfte Massage. Diese »innere Berührung« ist entspannungsfördernd und so wirken Sie mit der Bauchatmung doppelt stimulierend auf den Ruhenerv ein.

Achtsamkeit

Achtsamkeit spielt bei vielen Entspannungstechniken eine wichtige Rolle. Gleichzeitig können unter Achtsamkeit verschiedene Entspannungs- und Konzentrationsmethoden verstanden werden. Bei Achtsamkeit geht es um eine innere Haltung. Eine bestimmte Qualität des Bewusstseins, welche wiederum das Verhalten beeinflusst. Den Umgang mit sich selbst und der Umwelt. Und allen voran auch das achtsame Einatmen und Ausatmen.

» *Eine langsame, entschleunigte, tiefe Atmung ist Voraussetzung dafür, dass die Entspannungstechniken ihre Wirksamkeit entfalten können. Dieser Effekt tritt auch dann ein, wenn Sie die Atmung nicht bewusst verlangsamen, sondern sie durch die jeweilige Entspannungstechnik verlangsamt wird.*

Wie kann die richtige Atmung die Entspannung positiv beeinflussen?

Tiefe, regelmäßige, verlangsamte Atmung ist eine sehr effektive Entspannungsmethode. Viele Studien weisen auf den positiven Zusammenhang zwischen Atmung und den körperlichen und mentalen Funktionen hin. Man findet diese Zusammenhänge vor allem in den fernöstlichen Praktiken.[29, 30]

In der Praxis mangelt es jedoch oft an der richtigen Umsetzung. Daher ist das Sichtbarmachen durch Biofeedback (S. 122) hilfreich, um die stressreduzierende Wirkung zu maximieren. Auch ohne das Sichtbarmachen wirkt eine tiefe, gleichmäßige Atmung entspannend. Sie benötigen keine großen Mittel dafür. Legen Sie sich beispielsweise selbst die Hände auf den Bauch, während Sie die Bauchatmung üben (S. 83). Fühlen Sie, wie sich Ihr Bauch langsam bei der Einatmung hebt, und spüren Sie, wie sich Ihr Bauch bei der Ausatmung langsam wieder senkt. Lassen Sie das Heben und Senken der Bauchdecke zu. Ziehen Sie sich hierfür gerne an einen ungestörten Ort zurück. Und denken Sie an die positive Wirkung der Massage der Bauchorgane.

Sie können auch alternativ oder zusätzlich einer rieselnden Sanduhr zuschauen (inzwischen auch digital möglich, sollten Sie zuhause keine zur Hand haben), um den Atem noch tiefer und gleichmäßiger strömen zu lassen.

Im Yoga wird auch häufig die Technik des Tönens verwendet. Besonders bekannt ist der Wortlaut »Om«. Nach ein paar tiefen Ein- und Ausatmenzügen (genau, richtig erraten, in den Bauch!) wird ein langgezogenes »Om« halb gesungen, halb gesprochen, während Sie ausatmen, um die Länge der Ausatmung hörbar zu machen.

Damit gilt, dass die Effekte der Entspannung sich mit der Aufmerksamkeit auf die Atmung erhöhen: Läuft die Atmung nicht mehr unbewusst, sondern bewusst ab, bündelt dies die Konzentration und weniger stressende Gedanken über die Zukunft oder Vergangenheit tauchen auf. Außerdem wird durch eine entschleunigte Atmung der Körper mit mehr Sauerstoff versorgt. Die erhöhte Sauerstoffzufuhr optimiert die Körperfunktionen, wodurch der Körper weniger in Alarmbereitschaft ist. Der Ruhenerv wird aktiviert. Das System »Körper« darf entspannen.

Anleitung zu einer meditativen Kurzpause

Suchen Sie sich einen Platz, an dem Sie ungestört sind. Wenn dieser Platz drinnen ist, stellen Sie sicher, dass Sie mindestens 2 Minuten bevor Sie üben, einmal richtig gut durchgelüftet haben.

Wenn Sie draußen sind, suchen Sie sich eine Stelle, an der Sie sich trocken und ohne direkte Sonneneinstrahlung ungestört aufhalten können.

Vorbereitung: Setzen Sie sich auf einen Stuhl oder eine Bank, ohne sich anzulehnen. Rutschen Sie also mit dem Gesäß etwas nach vorn, so weit, bis Sie beide Füße stabil auf der Erde platzieren können. Idealerweise stehen diese hüftbreit und mit den Fußaußenkanten parallel zueinander. Richte Sie Ihren Oberkörper auf. Die Wirbelsäule ist wie eine Perlenschnur: Es fühlt sich an, als ob Sie an Ihrem Scheitel jemand Richtung Decke/Himmel zieht. Das Brustbein ist leicht angehoben und zeigt schräg nach vorne-oben. Die Schultern hängen ganz entspannt nach unten. Der Sitz sollte stabil und fest und gleichzeitig mühelos sein. Beim aufrechten Sitzen fällt zwar die Bauchatmung etwas schwerer als im Liegen, der Geist kann hier aber besser wach und aufmerksam gehalten werden.

Einstimmung: Stimmen Sie sich auf die Übung ein, indem Sie Ihre Aufmerksamkeit auf Ihre Atmung lenken. Der Atem fließt ruhig und geräuscharm durch die Nase ein und durch die Nase wieder aus. Spüren Sie den Luftstrom in der Nase, wenn die etwas kühlere Luft einströmt und die etwas wärmere Luft dann wieder ausströmt. Es ist völlig normal, wenn etwas mehr Luft durch das eine als durch das andere Nasenloch strömt. Das hängt zum einen mit Ihrer individuellen Physiognomie zusammen und zum anderen wechselt die Oberhand des einen Nasenlochs über das andere während eines Tages mehrere Male.

Beginnen Sie zu zählen. Zählen Sie bis 4 beim Einatmen und bis 4 beim Ausatmen. Nutzen Sie gern Ihre Finger, um die Anzahl der Atemzüge zu zählen. Nach dem ersten Ausatmen ein sanfter Druck mit dem Daumen auf Ihrem Oberschenkel, nach dem zweiten Ausatmen mit Ihrem Zeigefinger usw., bis Sie bei 10 angekommen sind.

Am Ende der Übung einige Sekunden (60–120 Sekunden) verweilen und den Atem unkontrolliert weiter ein- und ausströmen lassen. Beobachten Sie dabei weiter Ihre Atmung, beenden Sie nur die bewusste Kontrolle darüber.

Kehren Sie nun mit Ihrer Aufmerksamkeit, Ihren Sinnen, wieder zurück in die Sie umgebende Umwelt. Nehmen Sie die Geräusche, Geruche, die Luft auf Ihrer Haut wieder intensiver wahr. Öffnen Sie langsam und vorsichtig blinzelnd Ihre Augen. Genießen Sie die Entspannung!

Was tut unser Gehirn beim Meditieren?

Dieses Kapitel ist für Leser*innen, die mehr in die wissenschaftliche Tiefe hineingehen möchten und die mit Fakten überzeugt werden wollen.

Nun, wenn Sie bereit sind, sich ein wenig mit Gehirnanatomie, der Neurophysiologie und Methoden wie Hirnstrommessungen (EEG) und Magnetresonanztomografie (MRT) auseinanderzusetzen, lade ich Sie zu einem interessanten Ausflug in die Neurowissenschaft von Meditationstechniken ein.

Ein wenig Gehirnanatomie

Wo ist eigentlich der Ort für unsere Gefühle wie Stress, Ärger, Angst oder Entspannung? Früher, d.h. vor dem Aufkommen der Neurowissenschaften, hätte man die Gefühle der Seele oder vielleicht dem Herzen zugeordnet. Als Kardiologe kann ich jedoch ganz klar sagen, dass ich bei Ultraschalluntersuchungen am menschlichen Herzen bislang solche Gefühle nicht gefunden habe. Vielmehr sind sie in bestimmten Hirnregionen wie z.B. dem Hippocampus und den Mandelkernen (Amygdala) lokalisiert.

Limbisches System: Hippocampus und Mandelkern gehören zum sogenannten limbischen System. Mit limbischem System wird eine Funktionseinheit des Gehirns bezeichnet, die u.a. der Verarbeitung der Gefühle dient.

Hippocampus: Schauen wir uns zunächst einmal die Funktion des Hippocampus an. Der Name kommt aus dem Lateinischen und bedeutet übersetzt Seepferdchen, weil seine Form entfernt an ein Seepferdchen erinnert.

Der Hippocampus ist eine der wichtigsten Schaltzentralen im Gehirn und über

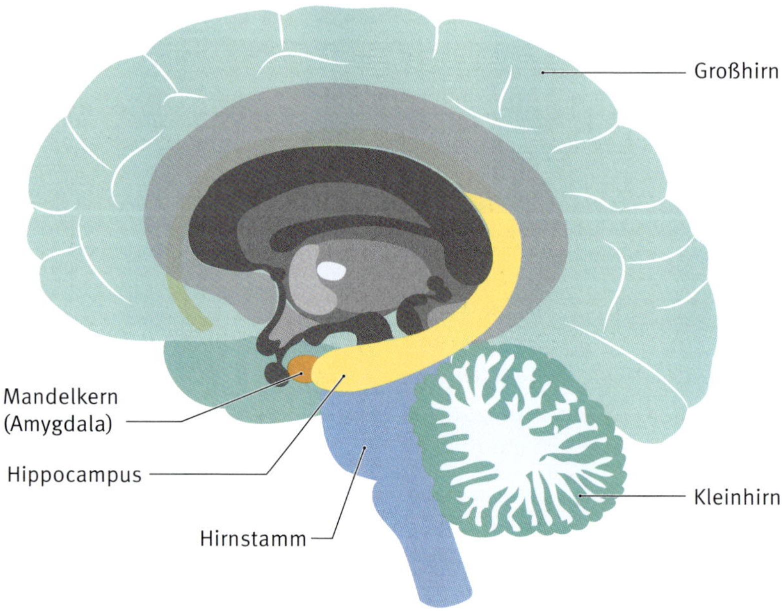

Nervenverbindungen mit fast allen höher und tiefer gelegenen Hirnstrukturen hinunter bis zum Hirnstamm und hinauf bis zur Hirnrinde verbunden. Neben seiner Funktion für das Kurz- und Langzeitgedächtnis spielt er eine zentrale Rolle bei der Regulierung von Stress und Emotionen. Aus Tierversuchen ist z. B. bekannt, dass starker Stress zu einem starken Abbau von Nervenzellen (sogenannte graue Substanz) im Hippocampus führt.

Mandelkern (Amygdala): Der Hippocampus ist anatomisch und funktionell eng mit dem Mandelkern (Amygdala) verbunden. Die Amygdala ist eine Hirnregion, die für die Verarbeitung von Angstreaktionen zuständig ist. Auf jeder Seite des

▲ Am limbischen System, das unsere Gefühle verarbeitet, sind verschiedene Gehirnbereiche wie Hippocampus und Mandelkern (Amygdala) beteiligt.

Gehirns gibt es einen Mandelkern. Im Tierversuch vergrößern sich die Amygdalae bei starken Angstreaktionen und Dauerstress.

Hirnstamm: Eine weitere Hirnregion, die uns interessiert, liegt zwischen Großhirn und Rückenmark und wird als »Hirnstamm« bezeichnet. Vom Hirnstamm gibt es vielfältige Verbindungen zum limbischen System und zur Hirnrinde. Im Hirnstamm befinden sich die wichtigen Zentren zur Regulierung von Atmung und Herzkreislauf. Beim tiefen, langsamen Atmen werden Rezeptoren (Messfühler) in den Lungen aktiviert, die über Nervenverbindungen Informationen an den Hirnstamm geben.

Baroreflex-Rezeptoren: Weitere Informationen erhält der Hirnstamm über Messfühler in den Halsschlagadern, den Baroreflex-Rezeptoren. Diese signalisieren dem Hirnstamm, wie hoch der Blutdruck in den Gefäßen ist. Der Baroreflex-Rezeptor ist, vereinfacht gesagt, ein inneres Blutdruckmessgerät ohne Blutdruckmanschette.

Ein gesunder Baroreflex schützt uns vor übermäßigen Blutdruckanstiegen und reguliert den Blutdruck im Sekundentakt. Bei Hochdruckpatient*innen funktioniert der Baroreflex nicht mehr richtig, er ist nicht mehr so empfindlich für krankhafte Blutdruckanstiege. Die Folge ist, dass der Hirnstamm zu wenig Information von den Blutdruck-Sensoren erhält und den Blutdruck nicht mehr auf normale Werte regulieren kann.

» *Interessanterweise wird bei langsamer Entspannungsatmung der Baroreflex wieder empfindlicher und kann den Blutdruck besser nach unten regulieren.*

Wie sich das Gehirn durch Meditation verändert

Die Arbeitsgruppe von Antoine Lutz von der Abteilung Psychologie der Universität Wisconsin untersuchte mittels EEG Hirnströme von tibetanischen Mönchen,

Neurowissenschaftliche Studien zur Meditationswirkung

Die Neurowissenschaften bedienen sich bei der Erforschung von Meditationstechniken zweier Methoden.
Messung der elektrischen Hirnaktivität mit der Hirnstromkurve (Elektroenzephalogramm, EEG). Dies ist vergleichbar mit einem EKG, nur dass die Elektroden nicht auf den Brustkorb, sondern auf den Kopf geklebt werden.
Magnetresonanztomografie (MRT) und funktionelle Magnetresonanztomografie (fMRT).

Zu Beginn der Meditationsforschung in den 1970er-Jahren hatte man nur das EEG zur Verfügung. Beim EEG registrieren wir über Elektroden elektrische Hirnwellen, die eine unterschiedliche Frequenz haben. Die Frequenz wird in Hz gemessen. Die Hirnforschung hat sich auf die Gammawellen fokussiert (30–80 Hz). Gammawellen sind bei Prozessen wie Aufmerksamkeit und Wahrnehmung beteiligt.

die ca. 10.000–50.000 Stunden tiefe Meditation praktiziert hatten. Das Alter der Mönche zum Untersuchungszeitpunkt war 49 Jahre. Diese wurden mit 10 gesunden Studenten im Alter von 21 Jahren verglichen. Die Studenten erhielten eine Woche vor dem Experiment eine Schulung in Meditation und sollten diese täglich über 1 Woche für jeweils 1 Stunde durchführen. Sie hatten also zu Beginn des Experiments insgesamt nur 7 Stunden Meditation praktiziert. In Ruhe unterschied sich das EEG von Mönchen und Studenten nicht. Waren die Mönche jedoch in eine tiefe Meditation versunken, zeigten sich im EEG außergewöhnlich starke Gammawellen von hoher Amplitude, die man bei den Studenten nicht fand.[31]

Weiterhin fand sich ein Zusammenhang zwischen der Dauer des meditativen Trainings der Mönche und der Zunahme der Aktivität der Gammawellen während der Meditation. Das heißt, je länger die Mönche die Meditation bereits trainiert hatten, desto höher war die Reaktion der Gammawellen. Bei mehr als 45.000 Stunden absolviertem Meditationstraining fanden sich die höchsten Ausschläge.

» Diese Befunde belegen eindeutig 2 Punkte.
Die Effekte von Meditation werden nicht auf einer esoterischen Ebene gefühlt, sondern sind mittels EEG, ähnlich beim Herzen mit dem EKG, klar nachweisbar.
Bei der Meditation gibt es einen deutlichen Trainingseffekt: Bei weniger als 7 Stunden – kein Effekt. Über 15.000 Stunden bis zu 45.000 Stunden – deutlich zunehmender Effekt.

Wie beeinflussen nun meditative Übungen wie langsame Yoga-Atmung oder Stressreduktion durch Achtsamkeit (MBSR) das Gehirn? Lange war man davon ausgegangen, dass das Gehirn bezüglich seiner Struktur mit Erreichen des Erwachsenenalters nicht mehr veränderbar sei. Eine Veränderung schien lediglich in Richtung Degeneration, also Abbau von Nervenzellen, möglich. Die klinischen Auswirkungen von Nervenzelldegeneration spiegeln sich in Krankheitsbildern wie Demenz oder Parkinson wider.

Stille Reserven des Gehirns

Hinweise auf die stillen Reserven unseres Gehirns fanden sich erstaunlicherweise bei 14 Parkinson-Kranken, die in einer italienischen Parkinson-Klinik stationär behandelt wurden. Bei solchen in der Klinik behandelten Parkinson-Kranken handelt es sich meist um schwere Fälle, bei denen sich die Betroffenen aufgrund eines Mangels des Botenstoffs Dopamin kaum noch selbstständig bewegen können. Die Parkinson-Klinik lag in einer Erdbebenregion und wurde eines Tages von einem heftigen Erdbeben betroffen. Und was machten die Patient*innen? Sie erkannten die Gefahr, nahmen die Beine unter die Arme und rannten ins Freie! Wir sehen an diesem Beispiel, dass unser

Körper in bestimmten Situationen seine eigene Hausapotheke (in diesem Fall den für Bewegung notwendigen Botenstoff Dopamin) aktivieren kann. Wie sieht das aus bei Nervenzellen?

Neuroplastizität: Neubildung von Nervenzellen

Eine Neubildung von Nervenzellen, sichtbar als Zunahme der grauen Substanz im Gehirn, schien lange Zeit medizinisch ausgeschlossen. Die Arbeitsgruppe von Bogdan Draganski von der Universitätsklinik Lausanne wollte das genauer wissen und untersuchte die Effekte von 3-monatigem Jonglieren sowie in einer Gruppe von Medizinstudenten in Vorbereitung auf das medizinische Vorexamen (Physikum) mittels MRT.[32] Sowohl durch das Jongliertraining als auch durch die lange Examensvorbereitung konnten morphologische Hirnveränderungen mit Wachstum von Nervenzellen nachgewiesen werden. Damit war auch bildgebend der Beweis erbracht, dass strukturelle Hirnveränderungen durch Zunahme von Nervenzellen möglich sind. Diesen Prozess bezeichnen wir als Neuroplastizität. Ähnliche neuroplastische Veränderungen finden sich wahrscheinlich auch bei professionellen Klavierspielern oder Londoner Taxifahrern, die vor der Ära der Navigationssysteme den Stadtplan von London auswendig lernen mussten.

Die Arbeitsgruppe von Dr. Britta Hölzel untersuchte zusammen mit Dr. Ulrich Ott vom Bender Institut für Neuroimaging in Gießen mittels MRT das Volumen und die Dichte der grauen Hirnsubstanz (Sitz der Nervenzellen) in verschiedenen Hirnregionen bei Meditierenden und Nicht-Meditierenden. Sie fand in diesen Studien bei den Meditierenden deutlich mehr graue Substanz im rechten Hippocampus im Vergleich zu den Nicht-Meditierenden.[33]

Das methodische Problem dieser sog. Querschnittsstudien ist, dass man nicht weiß, ob die beobachteten Unterschiede durch die Meditation an sich verursacht wurden oder ob Menschen mit solchen vorteilhaften Veränderungen eher zu Meditationstechniken greifen. Dies kann man nur durch prospektiv angelegte (also geplante) Längsschnittstudien nachweisen.

Zunahme von Nervenzellen im Hippocampus durch Meditation

Eine solche Längsschnittstudie führte Dr. Hölzel an der Harvard Medical School durch.[34] Über 8 Wochen verglich sie 2 Gruppen von Probanden. Die Meditationsgruppe führte im Schnitt täglich 25 Minuten die Meditationstechnik der Stressreduktion durch Achtsamkeit (MBSR) durch, während die Kontrollgruppe in dieser Zeit keine Meditation machte. Mittels MRT-Technik konnte sie eine deutliche Zunahme der grauen Substanz im Hippocampus bei den Meditierenden nachweisen, welche bei der Kontrollgruppe nicht nachweisbar war. Die Zunahme der grauen Substanz in der Hippocampus-Region bedeutet, dass diese Hirnregion neue Nervenzellen und Nervenzellverbindungen (Synapsen) bilden kann.

Umgekehrt wusste man von früheren Untersuchungen, dass es bei lang andauerndem Stress zu einer Abnahme der grauen Substanz in dieser Hirnregion kommt. Die gleiche Arbeitsgruppe fand übrigens auch, dass subjektiv empfundener Stress eng mit strukturellen Änderungen in den Mandelkernen, den Angstregionen in unserem Gehirn, korreliert war.

Damit sind die neuroplastischen Veränderungen in der für Stress und Emotionen zuständigen Hirnregion durch das regelmäßige Meditieren zu erklären.

Positive Auswirkungen von Yoga auf Hirn, Herz und Blutdruck

Die Medizinstudentin und Yoga-Lehrerin Malvina Garner forschte zu den strukturellen Effekten im Gehirn durch Yoga. Ihre Doktorarbeit untersuchte die Wirkung eines 10-wöchigen Hatha-Yogatrainings. Bei Hatha-Yoga handelt es sich um eine Mind-Body-Technik, die spezifische Atemübungen und Entspannungselemente beinhaltet. Mittels MRT wurden strukturelle Veränderungen im Bereich des Hippocampus sowie der Insula, einer weiteren am Stress beteiligten Hirnregion, untersucht. Bereits nach 10 Wochen konnte Garner eine Zunahme der grauen Substanz in den genannten Hirnregionen nachweisen. Im gleichen Zeitraum beobachtete sie einen Abfall des oberen Blutdruckwerts in der Yogagruppe von 118 auf 111 mmHg. Und dies, obgleich die jungen und gesunden Teilnehmer bereits vor dem Yoga-Training einen optimalen Blutdruck hatten. Die Herzfrequenz ging ebenfalls von 80/Minute auf 72/Minute herunter, möglicherweise ein Hinweis auf eine Stärkung des Vagus durch das Training.[35]

»Die Dichtezunahme im Hippocampus in der Yogagruppe wird als strukturelles Korrelat für die schon viel beschriebenen Yoga-bedingten Verbesserungen im Bereich von Kognition, Gedächtnis, Emotion und Stressregulation gesehen. Der Nachweis eines Zusammenhangs zwischen der Blutdruckreduktion und der Neuroplastizität gibt darüber hinaus zum ersten Mal einen Erklärungsansatz über die Wirkungsmechanismen von Yoga«, so Garner.

Weiterhin postuliert sie in ihrer Doktorarbeit, dass die im Yoga zusätzlich enthaltenen spezifischen Elemente wie das Training von Achtsamkeit, Entspannung und Atemtechniken für die Wirkung verantwortlich waren. Die Ergebnisse der Doktorarbeit fügen sich gut in die bereits vorhandene neurobiologische Studienlage ein. So wurden strukturelle Effekte von Meditation, Body-Mind-Entspannungstechniken und Sport durch hirnmorphologische Untersuchungen auch in anderen Studien gefunden.

Die Arbeitsgruppe von Villemure konnte in einer langjährig Yoga-praktizierenden Gruppe im Vergleich zu einer Kontrollgruppe eine Volumenzunahme in verschiedenen Hirnarealen nachweisen.[36] Die gleiche Arbeitsgruppe fand in einer Querschnittsstudie bei untrainierten Menschen (ohne Yoga) eine altersabhängige Abnahme der grauen Substanz, wohingegen dies in der Yogagruppe nicht der Fall war. »Die strukturellen Effekte auf die genannten Hirnareale scheinen in Zusammenhang zu stehen mit Gedächtniskonsolidierung, Aufmerksamkeit, vegetativer Regulierung sowie Stressbewältigung«, so Garner.

Ich hoffe, dass ich mit diesem kleinen Ausflug in die Neurowissenschaften nun auch eventuelle Skeptiker überzeugen konnte, dass meditative Entspannungstechniken wie Yoga-Atmung nicht nur über einen Placebo-Effekt zur Stressreduktion und Blutdrucksenkung führen. Wenn man nur lange genug meditiert und tief genug atmet, können wir sogar unser Gehirn neu formen. Wie die beschriebenen MRT-Untersuchungen zeigten, findet diese günstige Neuroplastizität insbesondere in Regionen statt, die für Stressverarbeitung, Gedächtnisvorgänge, aber auch Kreislaufregulation zuständig sind.

Biofeedback des Blutdrucks

Biofeedback bedeutet, Körperfunktionen wie den Blutdruck, die wir normalerweise nicht wahrnehmen oder bewusst lenken können, zu messen und sichtbar zu machen.

Dadurch können diese autonom gesteuerten Körperfunktionen bewusst wahrgenommen und durch Training beeinflusst werden. Beim Biofeedback braucht man also ein Messgerät und einen Monitor, der den gemessenen Blutdruck anzeigt. Und da man ja einen Trainingseffekt erzielen will, braucht es eine kontinuierliche Messung und Darstellung der Ergebnisse. Normale Blutdruckgeräte mit Manschette sind deswegen ungeeignet für das Biofeedback von Blutdruck.

Ähnlich wie bei einem Computerspiel brauchen wir beim Biofeedback auch eine Belohnung, wenn wir z. B. den Blutdruck durch Training unter 130 mmHg absenken können. Auch dies muss auf dem Bildschirm dem Übenden sichtbar gemacht werden. Beim Biofeedback können wir so verschiedene Körperfunktionen sichtbar machen.

Die wichtigsten Biofeedbackparameter sind:

- Der Hautleitwert: Dieser beruht darauf, dass die Hände z. B. bei Stress anfangen zu schwitzen. Das ist auch das Prinzip des Lügendetektors, denn wenn wir die Unwahrheit sagen, kommen wir ins Schwitzen.
- Die Hauttemperatur: Die Temperatur der Hände gilt ebenso wie der Hautleitwert als guter Parameter für Anspannung und Entspannung.
- Die Verspannung der Muskeln können wir mit Elektromyografie (EMG) aufzeichnen.
- Mittels einer Hirnstromkurve (EEG) können wir ein Feedback über die Akti-

vität des Gehirns bei Anspannung und Entspannung erhalten.

- Mittels eines EKGs (Herzstromkurve) können wir die Herzratenvariabilität bestimmen. Sie gibt uns Auskunft über den Herzstress und die vegetative Balance.
- Erst seit kurzem gibt es auch die Möglichkeit, den Blutdruck mittels Pulswellengeschwindigkeit als Biofeedbacksignal darzustellen.

Was sind mögliche Anwendungsgebiete von Biofeedback? Hier eine kleine Auswahl:[37]

- Blaseninkontinenz (Frauen)
- Angststörung
- chronische Schmerzen
- Kopfschmerzen
- Morbus Raynaud
- Epilepsie
- Aufmerksamkeitsdefizit-/ Hyperaktivitätsstörung (ADHS)
- Hypertonie

Biofeedback zur Blutdruckänderung

Durch Biofeedback lässt sich der Blutdruck senken, aber auch steigern. Für die Blutdrucksteigerung gibt es aus meiner Sicht als Kardiologe allerdings nur wenige sinnvolle medizinische Anwendungen. Dennoch ist es spannend, über Biofeedback direkt nachzuverfolgen, wie sich der Blutdruck bei Ärger, Stress oder Wut erhöht. Wir wollen den Blutdruck ja aber senken, was sich u. a. durch Entspannungsübungen, Yoga-Atmung, Singen und das Hören bestimmter Musik erzielen lässt. Bei einem Biofeedback-Experiment ließ sich ein zu hoher Blutdruck über Biofeedback mittels Pulswellengeschwindigkeit von im Durchschnitt 142,6/99,9 mmHg auf 127,2/82,1 mmHg absenken.[38]

Qui: Yoga-Atmung mit Taktgeber und Biofeedback

Viele meiner Patientinnen und Patienten benutzen sehr erfolgreich bei der Yoga-Atmung ein Biofeedback über die Herzratenvariabilität. Wir erinnern uns: Die Herzratenvariabilität ist eine sehr gute Methode zur Messung des Herzstresses und kann mit Heimgeräten sehr einfach selbst ermittelt werden.

Ein solches Gerät ist z. B. der tennisballgroße Qiu der Münchener Firma Biosign. Der Übende führt über 10 Minuten sein Entspannungstraining mit langsamer Atmung durch und hält dabei den Qui in der Hand. Solange dieser noch keine Harmonisierung von Atmung und Herzschlag erkennt, signalisiert er das mit einer roten Farbe. Sobald das vegetative Nervensystem entspannt ist, also Atmung und Herzschlag harmonisch verbunden sind, springt die Farbe von Rot auf Grün. Die Harmonisierung der Herzfrequenz mit der langsamen Atmung wird dem Übenden also durch einen Wechsel der Farben als Biofeedbacksignal angezeigt.

Ein Fall aus meiner Sprechstunde

Ich möchte im Folgenden über eine Patientin mit Bluthochdruck und schweren, hochdruckbedingten Folgeschäden berichten. Diese Patientin betreue ich seit mehreren Jahren aufgrund einer zunächst nicht einstellbaren Hypertonie.

Die Krankheitsgeschichte der damals 71-jährigen Patientin beginnt Ende 2016. An diesem Tag wurde Frau L. notfallmäßig in der Klinik aufgenommen, bei starken Kopfschmerzen, Luftnot, Übelkeit und Erbrechen. Im Zuge der weiteren diagnostischen Abklärungen fand sich am gleichen Tag ein Einriss in der großen Körperschlagader oberhalb des Herzens (Aorta ascendens). Dieser Einriss (Dissektion) machte eine sofortige notfallmäßige Operation am gleichen Tag notwendig, mit Ersatz der Aorta ascendens durch eine Rohrprothese. Als Risikofaktor für den Einriss an der Aorta ascendens bestand eine unzureichend eingestellte arterielle Hypertonie, weswegen sich Frau L. Im weiteren Verlauf in meiner Hochdruckambulanz vorstellte.

Sie klagte bei Erstvorstellung über weiterhin stark erhöhte Blutdruckwerte. Insbesondere bei körperlichen Belastungen ging der Blutdruck auf Werte über 190 mmHg systolisch. Es ist in diesem Zusammenhang wichtig zu wissen, dass Patienten mit Rohrprothese in der Aorta ascendens einen Ruheblutdruck unter 120 mmHg systolisch haben sollten und unter Belastung weniger als 150 mmHg. Da Frau L. sich weiterhin sportlich betätigen wollte, musste zunächst der Blutdruck optimal eingestellt werden. Bei Erstvorstellung habe ich einen Blutdruck von 180/109 mmHg gemessen, obwohl die Patientin zu diesem Zeitpunkt bereits 4 blutdrucksenkende Medikamente einnahm. Die konkrete Gefahr, die von solchen hohen Blutdruckwerten ausgeht, ist, dass es zu einem erneuten Einriss an der operierten Aorta kommen kann.

Im Rahmen der Ursachenabklärung bei einer therapieresistenten Bluthochdruckerkrankung setze ich regelmäßig die Messung der Herzratenvariabilität ein, um den Herzstress zu messen. In dieser Messung fanden sich bei der Patientin ein massiv erhöhter Stressindex von 1077 Punkten und eine starke Verschiebung der vegetativen Balance zugunsten des

Sympathikus. Das Ergebnis der Messung der vegetativen Balance ist in der Abbildung (linkes Kreuz) dargestellt.

Neben einer leichten Änderung der blutdrucksenkenden Medikation habe ich der Patientin damals vorgeschlagen, die Technik der Yoga-Atmung mit Atemtaktung und Biofeedback zu erlernen und täglich zu trainieren. Das Ziel der langsamen, getakteten Atmung mit Biofeedback war eine Verminderung des Herzstresses und eine Verminderung des Blutdrucks.

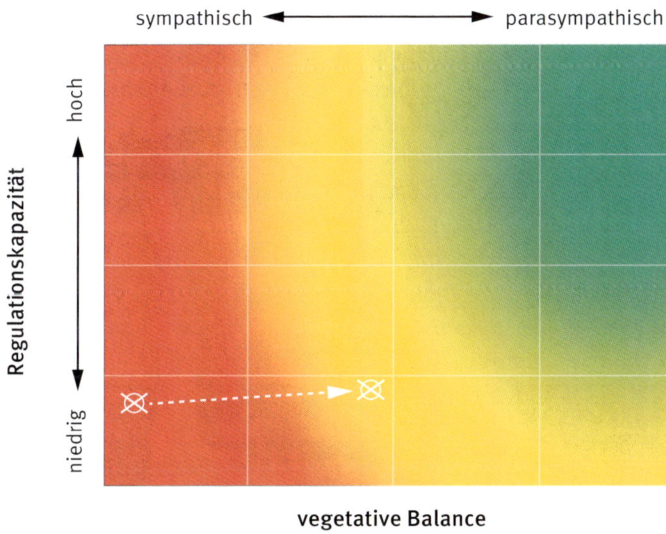

Das Kreuz links unten im roten Bereich zeigt bei der Erstvorstellung, dass sich die vegetative Balance der Patientin massiv zugunsten des Stressnervs verschoben hatte. Nach 4 Jahren regelmäßiger Yoga-Atmung weist das Kreuz im gelben Bereich auf eine deutlich ausgewogenere vegetative Balance hin. Der kardiale Stressindex hat sich im gleichen Zeitraum halbiert!

Wie entwickelten sich nun die Blutdruckwerte unter täglichem Yoga-Atmen und gleichzeitiger Einnahme von blutdrucksenkenden Medikamenten? 9 Monate nachdem ich die Patientin das erste Mal gesehen hatte, waren die Blutdruckwerte deutlich auf unter 120 mmHg systolisch zurückgegangen. Der Effekt auf den Blutdruck war somit bereits nach einigen Monaten deutlich sichtbar. Ein positiver Nebeneffekt der Yoga-Atmung bei unserer Patientin war zusätzlich, dass sie sich viel entspannter und ruhiger fühlte. Ihr subjektiv empfundener Stress hatte sich also ebenfalls verringert.

Wie wir bereits gesehen haben, verändert sich das vegetative Nervensystem mit den beiden Gegenspielern Sympathikus und Parasympathikus nur sehr langsam und träge. Effekte von Entspannungsübungen sind häufig erst nach Monaten und Jahren durch die Messung der Herzratenvariabilität zu messen. Bei den meisten Patienten ändert sich bezüglich des Herzstresses wenig bis gar nichts. Das rechte Kreuz in der Abbildung zeigt die Messung der vegetativen Balance der gleichen Patientin, 4 Jahre nachdem sie mit der regelmäßigen Yoga-Atmung mit Biofeedback begonnen hatte.

Ich sehe die Patientin weiterhin regelmäßig im Rahmen meiner Hochdrucksprechstunde. Inzwischen nimmt sie nur noch 3 blutdrucksenkende Medikamente und der Blutdruck ist weiterhin exzellent eingestellt. Sie kann sich normal belasten, ausgedehnte Radtouren machen, ohne dass der Blutdruck unter Belastung in einen kritischen Bereich kommt.

Was können Sie aus der Krankheitsgeschichte meiner Patientin für sich selbst lernen und mitnehmen?

1. Unbehandelter oder schlecht eingestellter Bluthochdruck kann zu schweren Organschäden führen, die im schlechtesten Fall zu einer Krankenhauseinweisung und möglicherweise auch Operation führen können.
2. Eine erhöhte Sympathikusaktivität trägt wesentlich zu erhöhten Blutdruckwerten in Ruhe als auch unter Belastung bei.
3. Auch bei der Gabe von mehreren blutdrucksenkenden Medikamenten kann der Sympathikus für weiterhin schlecht eingestellte Blutdruckwerte verantwortlich sein.
4. Nicht-medikamentöse Maßnahmen wie die Yoga-Atmung mit Biofeedback sollten bei Patientinnen und Patienten mit erhöhtem Stressindex immer in die Behandlung mit einbezogen werden.

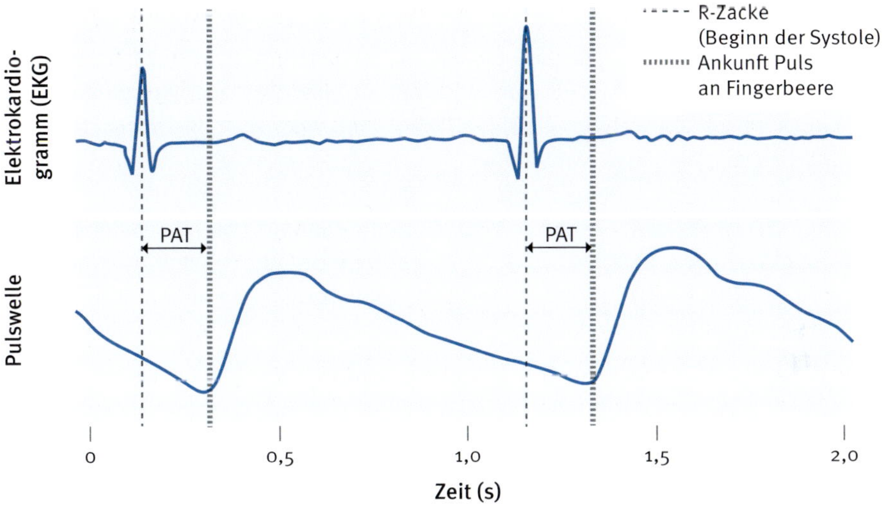

Die PAT-Zeit ist die Zeit, die es braucht, bis die Pulswelle vom Herzen (R-Zacke im EKG) an der Fingerbeere angekommen ist (0,21 Sekunden).Die Geschwindigkeit der Pulswelle schwankt zwischen 5–10 m/s (entspricht 18–36 km/h).

Über die zeitliche Verschiebung zwischen Herzschlag (im EKG die R-Zacke) und dem Erreichen des Pulses am Finger kann die Pulswellengeschwindigkeit ermittelt werden. Sie hängt direkt vom Blutdruck ab.

Das Biofeedback vereinfacht und fördert das Üben

Die Wirkung der Yoga-Atmung auf den Blutdruck setzt bereits nach einer Minute langsamer Atmung ein. Yoga-Atmung wirkt selbst bei Ungeübten sofort und kann durch Biofeedback direkt sichtbar gemacht werden. Wie Sie in meinem Fall aus der Sprechstunde gesehen haben, ist die langsame Yoga-Atmung mit Taktsteuerung der Atmung leicht erlernbar. Wenn es dem Übenden gelingt, sich über Yoga-Atmung zu entspannen, so erhält er ein Biofeedbacksignal, z. B. über eine grüne Farbe. Über diese positive Rückmeldung wird der Geist belohnt, die Entspannung automatisiert und auf Dauer auch im Alltag aufrechterhalten. Der Vagus wird wieder belebt und vital.

Das Atem-Biofeedback-System »Qiu« wurde sehr erfolgreich von Kardiologen in einer Vielzahl von Studien in der Behandlung von stressvermittelten Herz-Kreislauf-Erkrankungen eingesetzt. Hier sind insbesondere die Koronare Herzerkrankung, die Herzmuskelschwäche und auch der Bluthochdruck zu nennen. Außerhalb von Studien werden solche HRV-basierten Biofeedbacksysteme in der kardiologischen Praxis allerdings so gut wie nicht eingesetzt. Mir persönlich sind nur wenige Kollegen bekannt, die damit arbeiten. Das hängt wohl damit zusammen, dass die »Schulmedizin« diese Techniken immer noch in der esoterischen Schublade eingeordnet hat.

Ein weiterer Hinderungsgrund ist das abstrakte Konzept der Herzratenvariabilität (HRV) an sich. Ein Nachteil des Systems ist ganz offensichtlich, dass das zugrunde liegende Konzept dem medizinischen Laien oft nur schwer verständlich gemacht werden kann. Insbesondere zur Behandlung des Bluthochdrucks sind Biofeedbacksysteme mit direkter Rückkopplung des Blutdrucks intuitiv für viele Patient*innen deutlich besser zugänglich.

In der Vergangenheit bestanden Biofeedbackmethoden zur Blutdrucksenkung aus einem normalen Blutdruckgerät mit aufblasbarer Oberarmmanschette. Mit dieser konventionellen Methode war es naturgemäß nicht möglich, den Blutdruck fortlaufend aufzuzeichnen. Darüber hinaus bewirkt das Auf- und Abpumpen der Blutdruckmanschette eine erhebliche Störung bei einer Entspannungsübung.

Aufgrund der Nachteile der konventionellen Blutdruckmessung wurden Biofeedbacksysteme zur kontinuierlichen und störungsfreien Erfassung des Blutdrucks entwickelt. Eine bereits im Jahr 1976 von Andrew Steptoe an der Universität Oxford entwickelte Methode misst den Blutdruck über ein EKG und die Aufzeichnung des Pulses an der Fingerbeere.[39]

Pulswelle und Blutdruck

Bei jedem Herzschlag geht eine Druckwelle durch die große Körperschlagader (Aorta) und den Arterienbaum. Diese Druckwelle wird bei jedem Herzschlag durch das Auspumpen des Blutes in die Aorta ausgelöst. Die Pulswellengeschwindigkeit ist die Ausbreitung dieser Welle in der Aorta und den Arterien. Wird der Herzschlag heftiger und damit der Blutdruck höher, versteift sich die Aorta und die Pulswellengeschwindigkeit erhöht sich. Wird der Herzschlag ruhiger und damit der Blutdruck niedriger, wird die Aorta weicher und elastischer, die Pulswellengeschwindigkeit fällt ab. Da die Pulswellengeschwindigkeit direkt vom Blutdruck abhängt, kann mit der Messung der Pulswellengeschwindigkeit das Auf und Ab des Blutdrucks kontinuierlich und störungsfrei erfasst und als Biofeedback an den Übenden rückgemeldet werden.

Wie in der Abbildung (S. 127) zu erkennen ist, dauert es den Bruchteil einer Sekunde, bis die Pulswelle vom Herzen an der Fingerspitze angekommen ist. Über diese minimale zeitliche Verschiebung zwischen Herzschlag und dem Erreichen des Pulses am Finger kann die Pulswellengeschwindigkeit (PWV) ermittelt werden. Sie hängt direkt vom Blutdruck ab. Die PWV erhöht sich bei steigenden Blutdruckwerten, sie sinkt bei fallenden Blutdruckwerten. Was wir uns unter Pulswellengeschwindigkeit vorzustellen haben, wird im Kasten erklärt.

Was sagen die Fachgesellschaften?

Die Deutsche Gesellschaft für Biofeedback führt den Bluthochdruck als typisches Einsatzgebiet für Biofeedback auf. In ihren Empfehlungen zu alternativen Methoden zur Blutdrucksenkung, d. h. nicht medikamentösen Alternativen, hat die amerikanische Kardiologengesellschaft neben dem getakteten Atmen noch einmal kritisch den Stellenwert von Biofeedbackmethoden beleuchtet.[40] Es wurde für das Biofeedback eine Empfehlung ausgesprochen.

Wie viel Blutdrucksenkung kann ich durch Yoga-Atmung in Kombination mit Biofeedback erwarten? Die mittlere Blutdrucksenkung dürfte bei ca. 5 mmHg liegen. Diese Blutdrucksenkung wurde in den Biofeedbackstudien allerdings nur erreicht, wenn das Biofeedback mit einer Entspannungstechnik wie z. B. Meditation oder Yoga-Atmung kombiniert wurde.

Dies zeigte sich noch einmal sehr schön in einer Studie mit postmenopausalen Frauen mit einem hochnormalen Blutdruck von 130–140 mmHg systolisch (Arztmessung). Langsames Atmen mit 6 Atemzügen/Minute senkte den Druck schon nach 10 Trainingseinheiten, sowohl mit als auch ohne Biofeedback. Die Blutdrucksenkung in der Biofeedback-Gruppe war mit 8 mmHg allerdings doppelt so stark, verglichen mit der Gruppe ohne Biofeedback.[41]

Wie viel der Druck sinkt, hängt davon ab, wie weit fortgeschritten die Hochdruckerkrankung ist. Am wirksamsten sind Entspannungsübungen wie Yoga-Atmung in der Vorbeugung von Bluthochdruck oder bei nur leicht erhöhten Werten. Ein Zeitpunkt also, an dem chronischer Stress sich noch nicht im Gehirn und der Seele festgefressen hat und noch hochnormale oder nur leicht erhöhte Blutdruckwerte bestehen. Bei lange bestehendem Bluthochdruck mit dauerhaft verengten Gefäßen wird es schwer sein, nur mit Entspannungstechniken den Blutdruck zu normalisieren. Bei diesen Patienten könnte aber durch Yoga-Atmung zumindest die Anzahl der Medikamente verringert werden. Ist es nicht auch ein lohnenswertes Ziel, eine Pille weniger am Morgen zu nehmen?

Yoga-Atmung mit Hightech verbinden

Getaktete Yoga-Atmung wird noch wirksamer, wenn man mit einer Gesundheits-App übt, die die Atmungstaktung anzeigt und Biofeedback zur Blutdrucksenkung gibt.

Der Titel eines Beitrags aus der »Neuen Zürcher Zeitung« vom Dezember 2017 lautet »Mit Hightech den Flow finden«.[42] Zu sehen ist ein Mönch, der während einer Meditationsübung wie ein Patient auf der Intensivstation komplett verkabelt ist. An der Brust werden Herzschlag und Atemfrequenz gemessen, am Finger Sauerstoffsättigung und Puls. Der Mönch bekommt während seiner Meditationsübungen ein Biofeedback seiner Körpersignale, ein ausgefeilter Algorithmus leitet ab, wann der Mönch abschweift, und über einen Kopfhörer bekommt er sein eigenes Atemgeräusch eingespielt. »Meditieren mit einem Smartphone – das mag für gestandene Buddhisten wirken wie der erste Schritt in den Abgrund«, hieß es in dem Artikel. Dennoch ist der Siegeszug von digitalem Biofeedback nicht mehr aufzuhalten und zahlreiche Startups haben sich aufgemacht, um altbekannte Meditationstechniken mit modernen Technologien zu erweitern.

Wie die Idee zu meinem Biofeedbacksystem heranreifte

Meine eigenen klinischen Erfahrungen mit Biofeedbacksystemen bei Patient*innen mit Bluthochdruck und koronarer Herzerkrankung inspirierten mich, ein eigenes Heimgerät zur nicht medikamentösen Blutdrucksenkung zu entwickeln. Die Idee zu »BP-Relax« (englisch: Blutdruck-Entspannung) hatte mehrere Väter, deren Einfluss ich im Folgenden kurz beschreiben möchte. Da war zum ersten Prof. Peter Sleight, dessen Studie zur Verlangsamung der Atmung beim

Beten des Rosenkranzes, beim Mantra-Rezitieren und der Yoga-Atmung auf 6 Atemzüge/Minute (S. 55) ich Ihnen bereits vorgestellt habe. Beten, Mantren und bewusste Yoga-Atmung führten im Experiment immer zur gleichen Atem-Taktung und damit im Kreislauf zu einer Harmonisierung von Atmung und Blutdruck-Rhythmen. Ähnlich verhielt es sich, wie spätere Forschungsarbeiten zeigten, mit Musik. Insbesondere Musik mit einem 10-Sekunden-Takt. Der 10-Sekunden-Rhythmus entspricht einer Taktung von 6/Minute, wodurch es zu einer Harmonisierung von Musik und den höher gelegenen Herz-Kreislauf-Zentren im Gehirn kommt. Diese taktabhängige Harmonisierung führt bei Verdis »Va, pensiero« oder Puccinis »Nessun dorma« zu einer Beruhigung des Herz-Kreislauf-Systems, der Psyche und des Blutdrucks. Wenn Sie Freddy Mercury auflegen, passiert das Gegenteil. »Bohemian Rhapsody« ist also nur etwas für Menschen mit zu niedrigem Blutdruck.

Ein weiterer wesentlicher Einfluss ging von dem schon mehrfach erwähnten Prof. Jochen Jordan aus, einem Wegbereiter der Psychokardiologie in Deutschland. Ich lernte ihn in seiner Funktion als Leiter der Abteilung Psychokardiologie der Kerckhoff-Klinik Bad Nauheim kennen und schätzen. Wir behandelten gemeinsam Patient*innen mit Stress, koronarer Herzerkrankung sowie Bluthochdruck. Prof. Jordan setzte bei diesen Patienten ein Biofeedbackverfahren mit entschleunigter Atmung ein, den Qiu (S. 123). Gelingt es dem Übenden, sich über die Harmonisierung von Atmung und Herzschlag zu entspannen, dann bekommt er über das Gerät ein optisches Biofeedback, die Farbe der Kugel geht von Rot in Grün über.

Die inspirierenden Gespräche mit Prof. Jordan waren eine starke Motivation, mich in den nächsten Jahren intensiv mit dem Zusammenhang von Stress, Herzratenvariabilität und Blutdruck zu befassen. Ich beobachtete, dass viele meiner Patient*innen aus der Hochdrucksprechstunde ein deutlich erhöhtes Stressniveau hatten, wenn ich dies mit der Methode der Herzratenvariabilität untersuchte. Dasselbe bei Patient*innen, die einen Herzinfarkt erlitten hatten. Umgekehrt zeigten Ausdauersportler mit optimalem Blutdruck eine sehr ausgeglichene vegetative Balance mit einem sehr starken Vagus. Folglich setze ich bis heute bei meinen Hochdruckpatient*innen Entspannungstechniken wie Yoga-Atmung ein, um den Blutdruck besser einzustellen. Auch das Biofeedback über die Herzratenvariabilität setze ich zur nicht medikamentösen Therapie des Bluthochdrucks ein. Ich muss aber gestehen, dass ich Probleme habe, meinen Patient*innen die komplizierte Sache mit der Herzratenvariabilität zu erklären. Selbst für Mediziner ist das oft Neuland, da die Methode außerhalb von Studien selten in der Praxis eingesetzt wird.

BP-Relax wird entwickelt und getestet

Wie viel besser wäre es doch, wenn meine Patient*innen bei ihren Entspannungsübungen ihren Blutdruck unmittelbar und störungsfrei als Biofeedback rückgemeldet bekämen! Dies führte mich über meine eigenen Forschungstätigkeiten zum Thema Gefäßsteifigkeit und Pulswellengeschwindigkeit.

Wäre es nicht eine gute Idee, die relativ einfach und störungsfrei zu messende Pulswellengeschwindigkeit als Biofeedback zu benutzen? Über einen Messfühler an den Fingerbeeren können die Pulswellengeschwindigkeit und damit indirekt der Blutdruck kontinuierlich und störungsfrei gemessen und als Biofeedback an den Patienten rückgekoppelt werden. Ich brauchte jetzt nur noch einen hervorragenden Ingenieur

Yoga-Atmung mit Biofeedback: Die Atemtaktung erfolgt über das Auf und Ab des Ballons. Über die Finger werden das EKG-Signal und die Pulswelle abgeleitet, woraus der Blutdruck berechnet wird. Der Ballon gibt 2 Informationen:
1. Taktung der Atmung durch Auf (Einatmung) und Ab (Ausatmung) des Ballons.
2. Biofeedbacksignal über die Farbe: Geht der Blutdruck – wie gewünscht – nach unten, wechselt die Ballonfarbe von gelb nach grün.

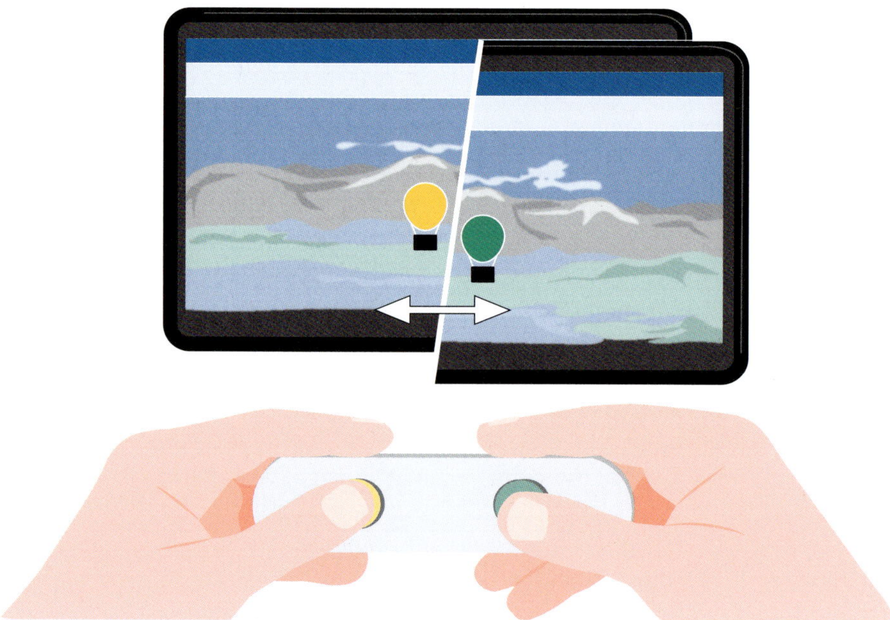

für Medizinprodukte, der meine Idee verstand und sie in ein patiententaugliches Medizinprodukt umsetzen konnte. Diesen Ingenieur fand ich am Austrian Institut of Technology (AIT) in Wien mit Dr. Siegfried Wassertheurer, den ich von gemeinsamen Kongressen kannte und sofort für die Idee begeistern konnte.

Die ersten Pilotversuche mit einem noch nicht serienreifen Prototyp waren so vielversprechend, dass inzwischen vom AIT ein serienreifes Gerät zur Messung von EKG und Pulswellengeschwindigkeit entwickelt wurde. Es ist nicht wesentlich größer als ein Kajal-Stift, passt in jede Handtasche und ist Hightech »made in Austria«.

Das Gerät ist komplett drahtlos. Es ist mit einer auf einem Tablet oder Smartphone installierten digitalen Gesundheits-App verbunden, die die Taktung der Atmung und den Abfall des Blutdrucks während der Yoga-Atmung anzeigt. Auf dem Bildschirm sind Ballons oder Pusteblumen zu sehen, die dem Patienten z. B. eine 4711-Atmung (4 Sekunden Einatmung) und langsameres Wegpusten (7 Sekunden Ausatmung) über 11 Minuten vorgeben. Wenn es dem Patienten gelingt, durch diesen langsamen Atemrhythmus seinen Blutdruck zu senken, wechselt die Farbe des Bildschirms oder Ballons von gelb auf grün. Der Übende bekommt somit seine Erfolgsmeldung, sein Biofeedback. Der sichtbare Abfall des Blutdrucks steigert die Motivation, weiter regelmäßig zu üben.

Wie waren die Ergebnisse unserer ersten Versuche und Studien mit BP-Relax? Wir konnten die Experimente bereits auf mehreren Kongressen vorstellen und haben dafür Auszeichnungen der amerikanischen Kardiologen-Gesellschaft sowie von der Deutschen Hochdruckliga erhalten. Die sehr ermutigenden Studienergebnisse zu BP-Relax möchte ich Ihnen kurz vorstellen.

BP-Relax im Praxistest

In einer ersten Studie bei Hochdruckpatient*innen konnten wir zeigen, dass die Spontanatmung von 14 Atemzügen/Minute vor Beginn der Übung während der App-geführten Atmung auf 5,4 Atemzüge/Minute absank (S. 61).[43] Interessanterweise zeigte sich nach Ende der Übung in der Nachbeobachtungsphase ein weiterer Abfall der Spontanatmung (ohne Anweisung durch die App) auf 4,7 Atemzüge/Minute. Die Patienten hatten also unwillkürlich ohne Anleitung durch die App ihr entschleunigtes Atmen fortgeführt. Während des gesamten Beobachtungszeitraums von 15 Minuten zeigte sich ein stetiger und kontinuierlicher Abfall des Blutdrucks (Abbildung S. 134). Zu unserem Erstaunen ging der Blutdruck in der Nachbeobachtungsphase noch weiter herunter, obwohl zu diesem Zeitpunkt unsere Studienteilnehmer keine Anlei-

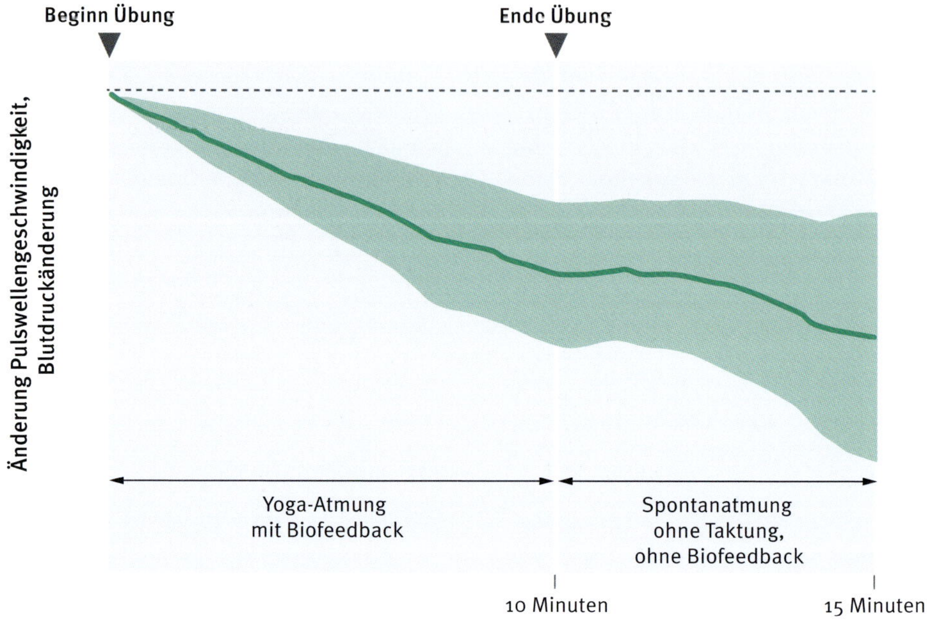

▲ Während einer 10-minütigen Yoga-Atem-Übung sinken Blutdruck und Pulswellengeschwindigkeit langsam ab. Nach Beendigung der Übung gehen die Werte auch ohne Taktung noch weiter herunter.

tung mehr durch die App erhielten, also atmen konnten, wie sie wollten. Eine weitere sehr interessante Beobachtung war folgende: Nur bei Teilnehmenden, die den vorgegebenen Atmungsrhythmus eingehalten hatten, ging der Blutdruck in die richtige Richtung, also herunter. Nichts tat sich bei den wenigen, denen die 6 Atemzüge/Minute einfach zu langsam waren.

Eine zweite Studie wurde unter Mitarbeit meines Doktoranden Philip Marschall durchgeführt.[44] Er wiederholte die 15-Minuten-Atemübung aus Studie 1 über 1 Woche täglich. 50 Patientinnen und Patienten mit hochnormalem bis leicht erhöhtem Blutdruck führten täglich über 1 Woche jeweils nach dem gleichen Schema die Yoga-Atmung durch. Zusätzlich instruierte er alle Teilnehmer, kurz vor und nach der Atemübung zur Selbstmessung ihres Blutdrucks. Dies geschah mit einem geprüften, automatischen Oberarmgerät. Es zeigte sich an allen 5 Tagen jeweils nach der Übung eine Blutdrucksenkung von 5–8 mmHg. Wir und andere Forscher gehen davon aus, dass tägliches Üben mit getakteter Yoga-Atmung über mehrere Wochen zu

Für wen ist Yoga-Atmung mit Hightech geeignet?

Yoga-Atmung mit Hightech wie BP-Relax kann für viele Anwender sinnvoll sein:

- In der Vorbeugung (Prävention) bei Menschen mit noch normalem Blutdruck aber einer Vorstufe der Hypertonie (Heimmessung: systolisch 130–135 mmHg, diastolisch 80–85 mmHg).
- Für Personen mit leichter Bluthochdruckerkrankung (Heimmessung: systolisch 135–150 mmHg, diastolisch 90–95 mmHg), bei denen der Arzt einen nicht medikamentösen Therapieversuch empfiehlt.
- Für Personen mit bereits medikamentös behandelter Bluthochdruckerkrankung, um gegebenenfalls ein Medikament einzusparen.
- Für Personen mit anderweitig durch Stress ausgelösten Herz-Kreislauf-Erkrankungen, wie z. B. einem Herzinfarkt, bei denen der Blutdruck häufig ein Stressmarker ist.

einer anhaltenden Stress- und Blutdruckreduktion führt. Dies haben Experimente mit gerätegeführter langsamer Atmung eindrücklich belegt. Ein dauerhafter blutdrucksenkender Effekt ist aufgrund der nur langsamen Anpassung des vegetativen Nervensystems erst nach ca. 2–3 Monaten zu erwarten. Die in unserer Studie beobachteten Blutdrucksenkungen entsprachen den Ergebnissen anderer Forschungsgruppen, die mit dem israelischen Medizinprodukt Resperate (S. 73) gearbeitet hatten, das heute bezüglich Benutzerkomfort veraltet ist und auch kein Biofeedback bietet.

Besser und wirksamer ist die Yoga-Atmung, wenn man während der Übung direkt und ohne lästige Kabel oder Kopfhörer eine Rückmeldung über seine Performance, die Wirksamkeit seiner entschleunigten Atmung auf seinen Blutdruck erhält. Über dieses Biofeedback wird die Wirksamkeit noch einmal deutlich verstärkt, da man merkt, wie man seinen Blutdruck herunterregulieren kann.

Mit Sport auf die Stressbremse treten

Auch wenn es in diesem Buch in erster Linie um entschleunigte Atmung zur Stressreduktion und Blutdrucksenkung geht, darf Bewegung nicht fehlen, weil sie so wichtig ist.

Denn in gewisser Weise kann man dem Bluthochdruck einfach davonlaufen. Dazu gab es schon 1953 eine eindrückliche Studie an Londoner Busfahrern. Die roten Doppeldecker-Busse sind typisch für das Stadtbild von London und waren in den analogen Vorzeiten durch 2 Mitarbeiter des Londoner Nahverkehrs besetzt. Dem Busfahrer hinter dem Steuer und dem Schaffner, der die ganze Schicht rauf- und runtergelaufen ist, um sich um das Fahrscheingeschäft zu kümmern.

Englische Kardiologen haben in einer Langzeitbeobachtung untersucht, wie sich das Herz-Kreislauf-Risiko der beiden Buskollegen über die Jahre ihrer Tätigkeit entwickelt hat. Sie ahnen es schon: Die sitzenden Kollegen hinter dem Lenkrad mit dem scheinbar besseren Job erkrankten viel häufiger an Herzinfarkten als ihre unfreiwillig trainierenden Kollegen. Der Schlüssel für diese Ergebnisse lagen natürlich im sehr unterschiedlichem Bewegungspensum, da ja alle anderen Rahmenbedingungen, einschließlich hoher Feinstaub- und Stickoxidwerte der City, identisch waren. Auch die kardialen Risikofaktoren der Busfahrer und Schaffner unterschieden sich wie zu erwarten. Die sitzenden Schichten hinter dem Lenkrad sorgten für mehr Gewicht, Bauchfett und höheren Blutdruck als das Pendeln zwischen Unterdeck und Oberdeck.

Die Bewegung macht also den Unterschied. Wie wir aus vielen anderen Untersuchungen wissen, ist Ausdauertraining *das* Erfolgsrezept bei der Behandlung von Herz-Kreislauf-Erkrankungen. Mehr noch, Sport ist eine exzellente, kostengünstige und nebenwirkungsfreie Therapie des Bluthochdrucks. Wenn Sie selbst regelmäßig nach Ihrem Tagesgeschäft eine Runde joggen gehen, mit dem Mountainbike (ehrlich, ohne Akku) Höhenmeter machen oder Schwimmbad-Bahnen ziehen, wissen Sie auch, wie entspannt Sie danach sind. Die Entspannung nach dem Sport funktioniert automatisch auch ohne kühles Bier, sie wird über unseren Ruhenerv, den Vagus, vermittelt. Regelmäßiger Ausdauersport ist pures Vagus-Training!

Eine sehr wirksame Methode zum Stressabbau und Blutdrucksenken ist deshalb regelmäßiges Vagus-Training durch Ausdauersport. Wenn Sie regelmäßig joggen, kommt es während des Laufens über den Sympathikus zu einem Anstieg von Puls und Blutdruck, das Herz pumpt vermehrt, die Gefäße erweitern sich stark. Das ist normal und gesund, da Ihre Muskeln während der Arbeit mehr Durchblutung und Sauerstoff brauchen. Wenn der Lauf beendet ist, tritt der Vagus auf die Bremse, das Herz pumpt ruhiger, Puls und Blutdruck gehen langsam wieder zurück. Nach einigen Wochen Training werden Sie feststellen, dass Ihr Ruhepuls niedriger ist als in der Zeit, bevor Sie mit dem Joggen angefangen haben. Was ist passiert? Ihr vegetatives Nervensystem ist ausgeglichener geworden, der Vagus (die Bremse) wird durch das Training deutlich gestärkt, der Sympathikus in Ruhephasen stärker heruntergefahren. Das gesunde Gleichgewicht zum Sympathikus ist wieder hergestellt. Sie laufen Ihrem Stress davon, fühlen sich ausgeglichener und Ihr Blutdruck geht langsam nach ein paar Monaten Training herunter. Regelmäßige körperliche Aktivität und Sport können den Blutdruck akut und langfristig senken. Schon nach einem einmaligen moderaten Ausdauertraining von 45 Minuten sank bei einer Untersuchungsgruppe der durchschnittliche systolische Blutdruck um mehr als 10 mmHg (s. Abbildung S. 139). Zeitlich war die Blutdrucksenkung noch 12 Stunden nach Beendigung des Trainings nachweisbar. Durch Bewegung weiten sich die Gefäße, diese Fähigkeit wird durch ein langfristiges Sporttreiben »trainiert«, sodass es zu einer dauerhaften Blutdrucksenkung kommt.

Wie viel Sport ist optimal?

Neben der sehr wichtigen Bewegung im Alltag sollte man natürlich auch eine sportliche Betätigung beginnen, die die allgemeine Fitness steigert, den Blutdruck senkt und auch weitere kardiovaskuläre Risikofaktoren günstig beeinflusst. Welche Sportarten sind zu empfehlen?

Da sind zunächst Ausdauersportarten wie:

- Laufen
- schnelles Gehen (Walking)
- Skilanglauf
- Fahrradfahren (ehrlich, ohne Akku)
- Schwimmen
- Aquajogging

Im Prinzip sind eigentlich alle Sportarten erlaubt, die nicht zu einer Pressatmung oder maximalen Belastungsspitzen führen (wie z. B. Gewichtheben, Rugby oder Ähnliches).

Starten Sie mit wenigen Minuten täglich, versuchen Sie, mindestens 3-mal in der Woche, am besten täglich und nicht weniger als 20–30 Minuten Sport zu treiben. Ihr Wochenziel sollte nach Empfehlungen der kardiologischen Fachgesellschaften eine Trainingszeit von mindestens 150 Minuten/Woche sein. Belasten Sie sich so, dass Sie sich noch unterhalten, aber nicht mehr singen können. Ein bisschen Schwitzen sollte schon sein! Wenn Sie es genauer wissen wollen und mit einer Pulsuhr laufen, dann lassen Sie sich von einem Herzspezialisten oder Sportmediziner beraten.

Ein Fall aus meiner Sprechstunde

Bei einem 55-jährigen Verwaltungsleiter mit leichtem Übergewicht (BMI 27) und einem Bauchumfang von 103 cm wurde erstmals ein leicht erhöhter Blutdruck von 140/90 mmHg (bei Heimmessung) festgestellt. Weitere Untersuchungen einschließlich eines Belastungs-EKGs waren unauffällig. Bisher keine wesentliche sportliche Aktivität. Der Patient hatte einen Ruhepuls von 82 Schlägen/Minute sowie einen Maximalpuls beim Belastungs-EKG von 164 Schlägen/Minute.

Er wollte zunächst keine Tabletten nehmen. Ihm wurde empfohlen, sich 5-mal in der Woche mindestens 30 Minuten mittels langsamen Joggens zu bewegen. Nach 4 Monaten kam es zu einem Absinken des Ruhepulses auf 72 Schläge/Minute und einer Blutdrucknormalisierung auf 130/80 mmHg. Gewichtsabnahme von 2 kg, der Bauchumfang war auf 100 cm reduziert. Der Patient führt sein Trainingsprogramm mit langsamem Laufen bei einer Pulsfrequenz von 125–135 Schlägen/Minute weiter fort.

So könnte Ihr Ausdauerprogramm aussehen

Machen Sie bereits ein Ausdauertraining wie Joggen, Schwimmen oder Cardio-Training? Bestens, dann machen Sie folgendes kleines Experiment. Messen Sie Ihren Blutdruck vor dem Training, wie im Abschnitt »Den Blutdruck zu Hause richtig messen« (S. 32) beschrieben. Trainieren Sie dann über 45 Minuten

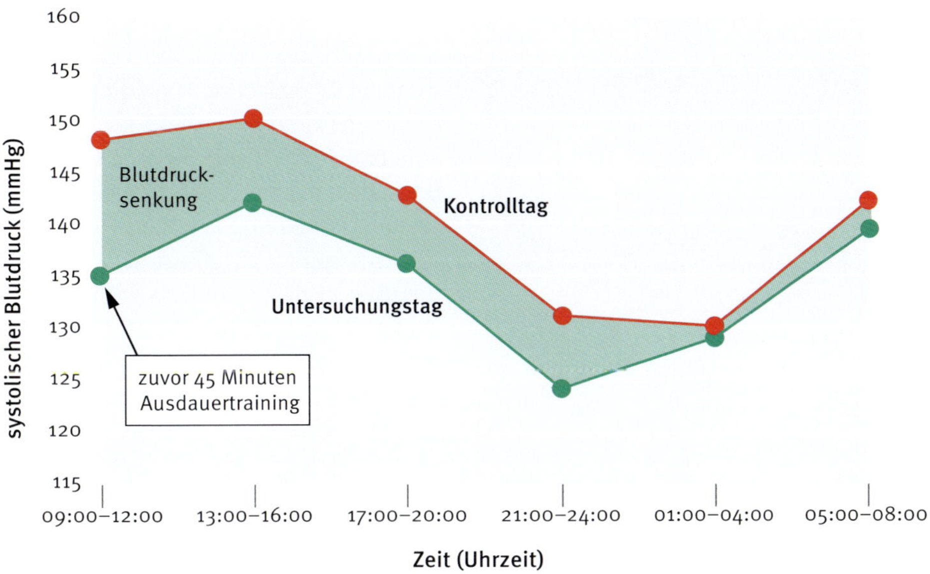

Der positive Effekt, den schon einmaliges moderates Ausdauertraining hat, ist klar erkennbar.

bei moderater Intensität, wie gerade beschrieben. Messen Sie Ihren Blutdruck unmittelbar nach dem Training sowie 1 Stunde und 2 Stunden später. Vergleichen Sie Ihre Werte nach dem Training mit den Werten vor dem Training. Führen Sie diese Messungen über 4 Wochen fort und schreiben alle Werte auf.

Was ist zu erwarten? Unmittelbar nach der Trainingseinheit wird der Blutdruck ca. 10 mmHg abfallen. Wenn Sie jede Woche insgesamt 150 Minute/Woche trainiert haben, werden Sie nach 2–3 Monaten feststellen, dass auch die Blutdruckwerte schon vor dem Training niedriger sind als zu Beginn der Aufzeichnungen.

Beachten Sie die »Alarmzeichen« beim Sport und sprechen Sie im Zweifelsfall vor Beginn Ihrer sportlichen Aktivitäten mit Ihrem Hausarzt oder ggf. Kardiologen.

Wann sollten Sie sich mit dem Sport zurückhalten?

Nie mit Fieber Sport treiben, nach einem Infekt einige Tage kürzertreten! Mindestens 3–5 Tage sollte man fieberfrei sein. Stärkere Luftnot, Schwindel unter Belastung oder Druck/Schmerz auf der

Alarmzeichen beim Sport

Sie sollten Ihre sportliche Aktivität vermindern oder abbrechen bei:

- Fieber
- stärkerer Luftnot
- Schwindel unter Belastung
- Druck auf der Brust oder Schmerz in der Brust
- Schmerzen in den Beinen
- Herzstolpern
- systolischer Blutdruckwert während des Sports deutlich über 200 mmHg

Brust sollte ein Alarmsignal sein, sprechen Sie mit Ihrem Arzt. Auch Schmerzen in den Beinen, die nach kurzen Pausen verschwinden und dann aber wiederkommen, können auf Durchblutungsstörungen hinweisen (»Schaufensterkrankheit«). Herzstolpern, neu aufgetretener völlig unregelmäßiger Puls sollte mit Ihrem Arzt besprochen werden. Wenn aus medizinischer Sicht jedoch keine Bedenken bestehen und Ihr Blutdruck gut eingestellt ist, leben Sie auf dem Sofa auf Dauer viel gefährlicher als beim Sport! Der Blutdruck darf beim Sport ansteigen. Auch beim Gesunden ist das eine völlig normale Reaktion, auf längere Zeit gesehen, sinkt der Blutdruck. Wenn der obere (systolische) Wert aber deutlich über 200 mmHg steigt, sollten Sie beim Sport etwas kürzertreten, und manchmal ist dann weniger mehr.

Was kann man erreichen?

Regelmäßiger Ausdauersport wird Ihren Blutdruck deutlich senken, individuell sehr unterschiedlich, aber 5–10 mmHg sind realistisch. Einige werden sogar besonders gut auf die sportliche Aktivität ansprechen und den Blutdruck um bis zu 20 mmHg absenken. Wer schon medikamentös behandelt wird, kann die Tabletten nach Absprache mit dem Arzt wahrscheinlich dauerhaft verringern. Wer einen noch normalen oder grenzwertigen Blutdruck hat, muss vielleicht trotz familiärer Vorbelastung nie behandelt werden. Bewegung und Sport verbessern aber auch die Stimmung, sind gut für Knochen und Gelenke, schützen vor Demenz und verlängern das Leben.

Der Vagus wird durch Ausdauersport sehr gut trainiert und deswegen geht parallel zum Blutdruck auch Ihr Ruhepuls auf Werte wie bei Tour-de-France-Fahrern oder Triathleten herunter. Bei solchen Ausdauersportlern ist der Vagus sehr stark ausgebildet und führt zu einem niedrigen Ruhepuls unter 50/Minute am Tag. In der Nacht geht der Puls bei solchen Ausdauersportlern häufig auf Werte von 35/Minute herunter, ohne dass der Kardiologe einen Schrittmacher setzen muss. Die Nachtphase ist für unseren Körper Regeneration und dafür sorgt ein starker Vagus, der den Puls nachts noch weiter herunterfährt. Ein starker Vagus sorgt auch dafür, dass die Reaktion des Pulses auf eine langsame, tiefe Atmung (respiratorische Sinusarrhythmie) sehr ausgeprägt ist. Als Kardiologe bin ich immer wieder beeindruckt, wie innerhalb eines Atemzuges die Herzfrequenz bei Athleten von 80/Minute auf 40/Minute während einer einzigen Ausatmung heruntergehen kann! Das ist alles die stark beruhigende Wirkung des Vagus!

Wie wir bei dem Fall aus meiner Sprechstunde (S. 123) gesehen haben, können zusätzlich zum Sport östliche Entspannungstechniken wie Meditation und Yoga-Atmung den Vagus auf Dauer stärken. Zum Ende dieses letzten Kapitels möchte ich Ihnen erläutern, wie Sie mit der Kombination aus Yoga-Atmung und Sport nicht nur Ihren Blutdruck senken, sondern auch Ihre Leistungsfähigkeit steigern können.

Bessere Leistung durch sparsameres Atmen?

Bei meinem Literaturstudium zu diesem Buch bin ich vor kurzem auf einen Artikel in der »Deutschen Zeitschrift für Sportmedizin« aus dem Jahre 2022 gestoßen. Der Titel des Artikels lautete »Atemtraining: Bessere Leistung durch sparsameres Atmen?«[45]

Bei hochintensiven Belastungen wie z. B. Leistungssport kommt es zu einem starken Atemantrieb, der zu einer deutlichen Steigerung der Atemfrequenz führt. Leider werden mit zunehmender Hyperventilation (sehr schnelles Atmen) die Atmung und damit die Sauerstoffabgabe an das Gewebe zunehmend ineffektiver. Die Menge von Kohlendioxid (CO_2) im Blut ist der stärkste Faktor für den Atemantrieb. Steigt die Konzentration von Kohlendioxid im Blut an, atmen wir automatisch schneller, um dieses Kohlendioxid möglichst schnell wieder abzuatmen.

Diesen Atemreflex, ausgelöst durch steigende CO_2-Mengen im Blut, können wir durch ein Training unterdrücken. Wir sprechen von CO_2-Toleranz. Dies ist eindrücklich bei Apnoe-Tauchern zu bewundern, die minutenlang ohne Sauerstoff tauchen können.

Erste Hinweise auf günstige Effekte langsamer Atmung bei Sportlern wurden bei High-School-Basketballspielern beobachtet. In einer kleinen Studie wurde die Buteyko-Technik (S. 76) mit verlangsamter Atmung, Bauchatmung und Atempausen untersucht. In der Buteyko-Trainingsgruppe stieg bei den Spielern die CO_2-Toleranz, die Sauerstoffsättigung als auch die maximale ergometrische Belastbarkeit. Der genannte Artikel in der »Deutschen Zeitschrift für Sportmedizin« kommt aufgrund dieser und anderer vorläufiger Studienergebnisse zu dem Schluss, dass die »westliche Medizin und auch der Sport den Effekten, die durch willentliche Atmungssteuerung und gezieltes Atemtraining zu erzielen sind, noch zu wenig Aufmerksamkeit schenkt.« Es lohne sich, in diesem Feld noch weiter zu experimentieren.

Fazit: Die 10 wichtigsten Botschaften zur Blutdrucksenkung

Am Ende dieses Buches möchten wir Ihnen noch einmal die 10 Kernaussagen zusammenfassen, damit Sie Stress und Bluthochdruck bald hinter sich lassen können.

1. Die wichtigsten Ursachen für Bluthochdruck sind ungesunder Stress, Bewegungsmangel, zu salzreiche Ernährung, Übergewicht sowie eine familiäre Belastung durch »schlechte Gene«.
2. Krank machender Dauerstress kann im Bereich des Herz-Kreislauf-Systems zu Gesundheitsstörungen wie Bluthochdruck, Herzrhythmusstörungen und Herzinfarkten führen.
3. Die Funktionen eines gesunden Herz-Kreislauf-Systems werden über den Stressnerv (Sympathikus) und den Ruhenerv (Vagus) gesteuert und in einem gesunden Gleichgewicht gehalten.
4. Gerät dieses gesunde Gleichgewicht durch einen zu starken Sympathikus und einen zu schwachen Vagus dauerhaft durcheinander, kann sich hieraus ein Bluthochdruck entwickeln. Ein starker Vagus schützt vor Bluthochdruck.
5. Östliche Entspannungstechniken sind so wirkungsvoll, weil sie an der Wurzel des Übels ansetzen, nämlich in den Hirnregionen, die für die Stressverarbeitung zuständig sind. Weil sie so schön einfach und jederzeit ortsunabhängig anwendbar ist, empfehlen wir Ihnen 10 Minuten Yoga-Atmung täglich.
6. Mit unserem 4-Wochen-Programm erlernen Sie die Voll- und Bauchatmung sowie die Senkung Ihrer Atemfrequenz auf 6 Atemzüge/Minute.
7. Yoga-Atmung wirkt als meditative Kurzpause bereits nach wenigen Minuten entspannend und blutdrucksenkend. Ein längerfristiger Effekt auf den Blutdruck stellt sich nur ein, wenn Sie täglich über einen längeren Zeitraum Ihren Vagus trainieren.
8. Digitale Gesundheits-Apps mit Atemtakter und Biofeedback vereinfachen und fördern das tägliche Üben.
9. Optional können weitere Entspannungstechniken geübt sowie Yoga-Positionen praktiziert werden.
10. Yoga-Atmung unterstützt ergänzend zur nicht medikamentösen Blutdrucksenkung die Behandlung bei Raucherentwöhnung, Herzmuskelschwäche, Stresserkrankungen, Burnout und posttraumatischen Belastungsstörungen.

Quellenangaben

1 De Couck M, Mravec B, Gidron Y. You may need the vagus nerve to understand pathophysiology and to treat diseases. Clin Sci 2012; 122: 323–328

2 Franke-Griksch N, Heimann J-F. Der Puls des Lebens. Die Signale des Herzens verstehen. PACS Verlag 2015

3 Noel T et al. Association of Age With Blood Pressure Across the Lifespan in Isolated Yanomami and Yekwana Villages. JAMA Cardiol. 2018; 3: 1247–124

4 Franke-Griksch N, Heimann J-F. Der Puls des Lebens. Die Signale des Herzens verstehen. PACS Verlag 2015

5 Hefti R. Glaube, Lebensstil und Gesundheit – was wir von benediktinischen Nonnen lernen können. Leben und Gesundheit 2 / 2017

6 Mahmood SS et al. The Framingham Heart Study and the Epidemiology of Cardiovascular Diseases: A Historical Perspective. Lancet 2014; 383: 999–1008

7 Kaplan H et al. Coronary atherosclerosis in indigenous South American Tsimane: a cross-sectional cohort study. Lancet 2017; 389: 1730–1739

8 http://herzrisiko-web.hochdruckliga.de/#/app/ueberblick (letzter Zugriff: 26.04.2023)

9 Blech J. Heilen mit dem Geist. Der Spiegel 21/2013

10 Hölzel BK et al. Meditation practice leads to increases in regional brain gray matter concentration. Psychiatry Research: Neuroimaging 2011; 191, 36–42

11 Blech J. Heilen mit dem Geist. Der Spiegel 21/2013

12 Schneider RH et al. Stress reduction in the secondary prevention of cardiovascular disease: randomized, controlled trial of transcendental meditation and health education in Blacks. Circ Cardiovasc Qual Outcomes 2012; 6: 750–758

13 Preuk M. Die 4-6-10-Regel: Wie Sie Stress und Bluthochdruck einfach wegatmen. Focus online 6.11.2020

14 Loew TH. Langsamer atmen, besser leben. Eine Anleitung zur Stressbewältigung. Psychosozial-Verlag 2019

15 Bernardi L et al. Effect of rosary prayer and yoga mantras on autonomic cardiovascular rhythms: comparative study. BMJ 2001; 323: 1446–9

16 Bernardi L et al. Dynamic Interactions between Musical, Cardiovascular, and Cerebral Rhythms in Humans. Circulation 2009; 119: 3171–3180

17 Adler TE et al. Device-guided slow breathing reduces blood pressure and sympathetic activity in young normotensive individuals of both sexes. J. Appl. Physiol. 2019; 127: 1042–9

18 Li C et al. Effects of slow breathing rate on heart rate variability and arterial baroreflex sensitivity in essential hypertension. Medicine 2018; 97: 18(e0639)

19 Brook RD et al. Beyond medications and diet: alternative approaches to lowering blood pressure: a scientific statement from the American heart association Hypertension 2013; 61: 1360–83

20 Chandler J et al. Impact of 12-month smartphone breathing meditation program upon systolic blood pressure among non-medicated stage 1 hypertensive adults. Int. J. Environ. Res. Public Health 2020; 17: 1955

21 Elliot WJ et al. Graded blood pressure reduction in hypertensive outpatients associated with use of a device to assist with slow breathing. J Clin Hypertens 2004; 6: 553–9

22 Bilo G. Effects of slow deep breathing at high altitude on oxygen saturation, pulmonary and systemic hemodynamics. PLoS One 2012; 7: e49074

23 Bernardi L et al. Effect of breathing rate on oxygen saturation and exercise performance in chronic heart failure. Lancet 1998; 351: 1308–1

24 Lachowska K et al. Long-term effects of device-guided slow breathing in stable heart failure patients with reduced ejection fraction. Clin Res Cardiol. 2019; 108: 48–60

25 McClernon FJ, Westman EC, Rose JE. The effects of controlled deep breathing on smoking withdrawal symptoms in dependent smokers. Addictive Behaviors 2004; 29: 765–72

26 Seppälä E, Bradley C, Goldstein MR. Why Breathing is so effective at reducing stress. Harvard Business Review. September 29, 2020

27 Seppälä EM et al. Breathing-based meditation decreases posttraumatic stress disorder symptoms in military veterans: A randomized controlled longitudinal study. J Trauma Stress 2014; 27: 397–405

28 Seppälä EM et al. Promoting Mental Health and Psychological Thriving in University Students: A Randomized Controlled Trial of Three Well-Being Interventions. Front. Psychiatry 2020; doi.org/10.3389/fpsyt.2020.00590

29 Tobe M, Saito S. Analogy between classical Yoga/Zen breathing and modern clinical respiratory therapy. J Anesth 2020; 34: 944–949

30 Luk C. The secrets of Chinese meditation. York Beach, ME: Samuel Weiser Inc.; 1964

31 Lutz A et al.Long-term meditators self-induce high-amplitude gamma synchrony during mental practice. PNAS 2004; 1001: 16369–16373

32 Draganski B et al. (2004). Neuroplasticity: Changes in grey matter induced by training. Nature 2004; 427: 311–312

33 Hölzel BK et al. Investigation of mindfulness meditation practitioners with voxel-based morphometry. Social Cognitive and Affective Neuroscience 2008; 3: 55 61

34 Hölzel BK et al. Meditation practice leads to increases in regional brain gray matter concentration. Psychiatry Research: Neuroimaging 2011; 191, 36–42

35 Garner M. Strukturelle Effekte im Gehirn durch Hatha Yoga. Dissertation Universität Homburg/Saar 2019

36 Villemure C et al. Neuroprotective effects of Yoga practice. Age-, experience-, and frequency-dependent plasticity. Front Hum Neurosci 2015; 9: 281

37 Yucha C, Montgomery D. Evidence-based practice in biofeedback and neurofeedback. Wheat Ridge, Colorado: Association for Applied Psychophysiology and Biofeedback; 2008

38 Rau H, Bührer M, Weitkunat R. Biofeedback of r-wave-to-pulse interval normalizes blood pressure. Appl. Psychophysiol. Biofeedback 2003; 28: 37–46

39 Steptoe A, Johnston D. The control of blood pressure using pulse-wave velocity feedback. J. Psychosom. Res. 1976; 20: 417–24

40 Brook RD et al. Beyond medications and diet: alternative approaches to lowering blood pressure: a scientific statement from the American heart association Hypertension 2013; 61: 1360–83

41 Wang SZ et al. Effect of slow abdominal breathing combined with biofeedback on blood pressure and heart rate variability in prehypertension. J Altern Complement Med 2010; 16:1039–1045

42 Mit Hightech den Flow finden. Forschung und Technik. Neue Zürcher Zeitung. Dezember 2017

43 Bachler M et al. Non-invasive quantification of the effect of device-guided slow breathing with direct feedback to the patient to reduce blood pressure. Physiol Meas 2020; 41:104002

44 Mengden T et al. Device-guided slow breathing with direct biofeedback of pulse wave velocity – acute effects on pulse arrival time and self-measured blood pressure. Blood Pressure Monitoring 2023; 28: 52–58

45 Hutterer C, Böning D, Schmidt W. Atemtraining: bessere Leistung durch sparsameres Atmen? Deutsche Zeitschrift für Sportmedizin Juli 2022

Sachverzeichnis

Empfehlungen von Prof. Dr. med. Thomas Mengden

Hier finden Sie weiterführende Informationen

Bücher und Texte zum Weiterlesen

Franke-Griksch N, Heimann J-F. Der Puls des Lebens. Die Signale des Herzens verstehen. PACS Verlag 2015:
Tiefergehende Informationen zum vegetativen Nervensystem und der Herzratenvariabilität (HRV) aus dem Blickwinkel von Kardiologen, Schlafmedizinern, Sportwissenschaftlern und Psychologen. In diesem Buch erfahren Sie, was Sie selbst für eine Verbesserung der HRV tun können.

Weisser B, Mengden T. Hausaufgaben für Patienten mit Bluthochdruck. Hofmann Verlag 2017

sowie

Middeke M, Völker K, Laupert-Deick C. Bluthochdruck senken ohne Medikamente. Ihr Blutdruck-runter-Programm. TRIAS Verlag 2010:
Alles zum Thema Bluthochdruck vom Messen bis zur Behandlung.

Hefti R. Glaube, Lebensstil und Gesundheit – was wir von benediktinischen Nonnen lernen können. Leben und Gesundheit 2/2017:
Warum Nonnen keinen Bluthochdruck entwickeln.

Assmann Stiftung für Prävention. Das Volk mit den gesündesten Herzgefäßen der Welt lebt derzeit am Amazonas. 4.03.2017:
Wie ein gesunder Lebensstil die Gefäße jung und den Blutdruck niedrig hält

Ott U. Meditation für Skeptiker. Ein Neurowissenschaftler erklärt den Weg zum Selbst. Knaur 2019:
Anspruchsvolles, wissenschaftlich orientiertes Buch, das erklärt, wie Meditation die Stresszentren in unserem Gehirn günstig beeinflussen kann.

So schön alltagstauglich. Interview mit Prof. Loew in Psychologie Heute. 13. 3.2019:
Stellenwert der Atmung in der Psychosomatik

Loew TH. Langsamer atmen, besser leben. Eine Anleitung zur Stressbewältigung. Psychosozial-Verlag 2019:
Anspruchsvolles, wissenschaftlich orientiertes Buch, das die vielfältigen Anwendungsmöglichkeiten von Yoga-Atmung aus Sicht eines Psychosomatikers darstellt.

Seppälä E, Bradley C, Goldstein MR. Why Breathing is so effective at reducing stress. Harvard Business Review September 29, 2020:
Kurze Darstellung der Bedeutung von Yoga-Atmung bei der Behandlung von Stress durch die Wissenschaftlerin Emma Seppälä.

Bibliografische Information der Deutschen Nationalbibliothek
Die Deutsche Nationalbibliothek verzeichnet diese Publikation in der Deutschen Nationalbibliografie; detaillierte bibliografische Daten sind im Internet über http://dnb.d-nb.de abrufbar.

Programmplanung: : Celestina Filbrandt
Projektmanagement: Anja Bippus, Elisa Salemi
Redaktion: Anne Bleick
Bildredaktion: Christoph Frick, Marie Crämer
Covergestaltung: © Thieme
Layout: CYCLUS · Visuelle Kommunikation, Stuttgart

Bildnachweis
Covermotiv und Bild S. 3: © S. Schneider/Thieme
Autorenfotos: S. 2 oben: eigenes Bildmaterial Prof. Mengden; unten: Portrait yourself Inh. Niclas Flenter, www.portrait-yourself.de
Zeichnungen: Christine Lackner, Ittlingen

Die abgebildeten Personen haben in keiner Weise etwas mit dem Thema zu tun.

1. Auflage 2023

TRIAS Verlag in Georg Thieme Verlag KG
Rüdigerstraße 14, 70469 Stuttgart, Germany
www.trias-verlag.de

Satz: CYCLUS · Media Produktion, Stuttgart
Druck: AZ Druck und Datentechnik GmbH, Kempten

Gedruckt auf chlorfrei gebleichtem Papier

Printed in Germany

ISBN 978-3-432-11707-2

Auch erhältlich als E-Book:
eISBN (ePub) 978-3-432-11708-9

1 2 3 4 5 6

Thieme Publikationen streben nach einer fachlich korrekten und unmissverständlichen Sprache. Dabei lehnt Thieme jeden Sprachgebrauch ab, der Menschen beleidigt oder diskriminiert, beispielsweise aufgrund einer Herkunft, Behinderung oder eines Geschlechts. Thieme wendet sich zudem gleichermaßen an Menschen jeder Geschlechtsidentität. Die Thieme Rechtschreibkonvention nennt Autor*innen mittlerweile konkrete Beispiele, wie sie alle Lesenden gleichberechtigt ansprechen können. Die Ansprache aller Menschen ist ausdrücklich auch dort intendiert, wo im Text (etwa aus Gründen der Leseleichtigkeit, des Text-Umfangs oder des situativen Stil-Empfindens) z.B. nur ein generisches Maskulinum verwendet wird.

Wo datenschutzrechtlich erforderlich, wurden die Namen und weitere Daten von Personen redaktionell verändert (Tarnnamen). Dies ist grundsätzlich der Fall bei Patient*innen, ihren Angehörigen und Freund*innen, z.T. auch bei weiteren Personen, die z.B. in die Behandlung von Patient*innen eingebunden sind.

TRIAS, einer der führenden Ratgeberverlage im Bereich Gesundheit, gehört zur Thieme Gruppe, marktführender Anbieter medizinischer Fachinformationen und Services. Anspruch der Thieme Gruppe ist es, den im Gesundheitswesen tätigen Berufsgruppen sowie allen an Gesundheit Interessierten genau die Informationen und Angebote bereitzustellen, die sie in einer bestimmten Arbeitssituation oder Lebensphase benötigen. Durch die hohe Qualität und zielgruppenspezifische Relevanz der angebotenen Leistungen bereitet Thieme den Weg für eine bessere Medizin und mehr Gesundheit im Leben.

Thieme